난임과 유산을
경험한 사람을
위한 책

국내 최고 난임 전문의가 전하는
의학적 해법과 몸과 마음 돌봄서

난임과 유산을
경험한 사람을
위한 책

최범채 × 김희선 지음

포르체

우리가 알아야 할
이야기입니다

인간의 삶에서 부모가 되기란 깊고 의미 있는 경험 중 하나
입니다. 그러나 이 여정이 모두에게 쉬운 것은 아닙니다. 그
래서 난임과 유산이라는 현실은 많은 부부에게 예상치 못한
어려움과 깊은 슬픔을 안겨 주기도 합니다.

오늘날 우리 사회에서는 점점 더 많은 부부가 이러한 경
험을 마주하고 있습니다. 여성의 사회적 역할 변화, 결혼과
출산 연령의 상승, 환경적 요인의 영향 등 난임과 유산의 빈
도는 다양한 원인으로 인해 증가하는 추세입니다. 그리고 이
과정에서 많은 이가 신체적 고통뿐만 아니라 심리적으로도
깊은 상처를 경험합니다.

이 책은 난임과 유산을 경험한 부부들을 위한 종합 안내

서입니다. 정확한 의학적 지식에 더하여 현장에서 수많은 부부를 만나 온 두 전문가의 진심 어린 조언과 위로를 담았습니다.

1부에서는 난임의 의학적 원인과 치료 방법, 그리고 이 과정에서 경험할 수 있는 심리적 어려움을 다룹니다. 2부에서는 유산의 여러 측면을 살펴보고, 이를 경험한 후의 회복과 새로운 시작을 위한 길을 모색합니다. 온라인에서 접하는 정보는 간편하지만 불확실함과 혼란을 안길 수 있습니다. 이 책을 통해서 불안과 두려움을 줄이고, 전문가의 검증된 지식을 통해 앞으로의 마음가짐을 더 용기 있게 계획할 수 있을 것입니다. 또한 의학 용어와 진단 결과에 압도되지 않고, 자신의 상황을 명확히 파악할 수 있게 될 것입니다.

이 책이 전하고자 하는 가장 중요한 메시지는 여러분이 혼자가 아니라는 것입니다. 난임과 유산을 경험하는 것은 결코 누구의 잘못도 아니며, 이 과정에서 느끼는 복잡한 감정들은 자연스러운 것입니다. 때로는 의학적 설명으로도 해결되지 않는 질문들이 있겠지만, 그럼에도 불구하고 스스로를 위로하며 앞으로 나아갈 수 있는 힘이 여러분 안에 있다는 것을 믿습니다.

부모가 되는 여정은 각자에게 다른 모습으로 펼쳐집니다. 어떤 이에게는 오랜 기다림과 인내가 필요할 수도 있고, 또 다른 이에게는 상실과 회복의 과정이 필요할 수도 있습니다. 이 책이 그 여정에서 여러분의 등불이 되어, 어둡고 불확실한 길을 밝혀 주는 작은 위로와 희망이 되기를 진심으로 바랍니다.

이 책이 단순한 정보 전달을 넘어 여러분의 마음을 따뜻하게 어루만지는 동반자가 되기를 소망합니다. 난임과 유산의 여정에서 여러분이 경험하는 모든 감정은 존중받아 마땅하며, 그 과정에서 자기 자신을 돌보는 일 역시 중요합니다. 이 책을 통해 의학적 지식뿐만 아니라 정서적 회복과 치유의 길도 함께 찾아가시길 바랍니다.

여러분의 여정에 작은 빛이 되기를 바라며, 우리가 꼭 알아두어야 할 난임과 유산 이야기를 시작합니다.

목차

2부   유산

1부

난임

함께 풀어 가는
난임 이야기

여성의 사회 참여율이 높아진 요즘입니다. 자연스럽게 직장 생활을 병행하거나 자기 발전을 위해 시간을 투자하는 경향이 뚜렷해졌습니다. 이에 따라 늦게 결혼을 하거나, 결혼을 하더라도 임신 계획을 미루는 경향이 많아지고 있습니다. 문제는 식생활이나 생활 환경의 변화로 인해 난소기능이상, 자궁과 난소부속기이상, 혈압·당뇨 등 내과적 질환의 위험이 높아지면서 난임뿐 아니라 고위험 임신의 빈도도 높아지고 있다는 점입니다. 또한 환경호르몬의 영향으로 난자나 정자 기능에 부정적인 영향을 미쳐 임신 자체가 잘되지 않거나, 원인을 알 수 없는 난임과 반복 유산, 사산의 빈도 또한 높아지고 있습니다.

난임전문의로 진료실에서 난임을 경험해 본 여성들을 만나 보면, 이들 대부분은 임신 소식을 들었을 때 일반 산모들이 느끼는 '기쁨'이라는 감정보다 혹시나 우리에게 어렵게 찾아온 아이가 혹시나 사라지지는 않을지 하는 두려움을 마음에 둔 경우가 많습니다. 이 때문에 착상 과정에서 발현되는 소량의 출혈에도 공포를 느껴 성급하게 체념하는 경우도 흔하게 보았습니다. 이런 경우 본인 자신은 물론이고 남편, 주변 가족 모두가 살얼음판을 걷는 모습을 보이기도 합니다.

결국 착상이 되지 않았거나, 아기의 심장 소리가 잘 들리지 않는 등 '임신 소실'이라는 슬픔을 접하게 되면 이 과정에서 우울증, 불안 증세를 보이거나 자신감을 상실하게 되는 경우가 흔합니다. 이럴 때, 환자 부부뿐 아니라, 가족들까지 예민하고 초조한 모습을 보이는 것은 어쩌면 당연한 일인지도 모릅니다. 환자와 가족들은 이런 불안한 마음으로 인해 다음 임신 결과에 대한 예측과 치료에 대한 요구가 강하기 때문에 담당 의사 입장에서도 치료, 상담하는 과정에서 일반적인 환자들보다 훨씬 더 심리적인 어려움을 동반하기도 합니다. 그래서 많은 난임 환자들과 임상의사들 마져도 가끔은 공인되지 않은 진단법과 치료의 함정 유혹을 뿌리치지 못하는 경우도 종종 목격하게 됩니다.

특히 난임 치료는 부부가 함께 임하는 것이 말로 표현할 수 없을 만큼 매우 중요합니다. 임신 성공에 도달하는 길목은 대체적으로 순탄하지만, 여러 복잡한 원인들로 난임 치료가 잘 되지 않아 쉽게 임신이 되지 않거나, 임신이 되더라도 임신 유지가 잘 되지 않는 부부들도 상당히 많습니다.

그러나 그들이 아기를 갖고자 하는 마음들은 한 치도 다르지 않습니다. 결국 임신 시도 과정의 능선은 비록 가파르고, 굴곡이 있고, 수심이 깊은 계곡들을 만날 수 있지만 담당 의사는 임신 성공을 위해서 초지일관 흔들리지 않은 모습으로 환자 부부에게 체념과 좌절을 극복하여 용기를 가질 수 있도록 따뜻하게 어루만져 주는 단단함이 필요하기도 합니다. 그래서 난임의 모든 과정을 함께 하는 의사는 의료 기술은 물론이고 심리학, 설득학을 깊게 공부해야 한다고 생각합니다.

이번 집필을 통하여 저자들이 진료실에서 만나는 난임 환자들과의 진료 과정에서 있었던 다양한 스토리들과 한 분 한 분의 문제들을 극복하는 과정에서의 어려움, 아울러 난임의 문제점을 진단하고 치료하는 전문적인 의학적 지식을 알기 쉽게 풀어 함께 공유할 수 있는 장(場)이 될 수 있기를 바라봅니다.

이 책을 통해서 부모가 되기 위해 나아가는 걸음 중에 좌절하고 스스로를 책망하는 여러분들에게 조금이나마 위로가 될 수 있기를, 그리고 그 마음을 극복하는 데 조금이나마 도움이 될 수 있기를 바랍니다.

1장

난임, 올바르게 이해하기

난임은 어떻게 확인하나요?

우리는 보통 임신이 잘 안 되는 경우를 통틀어 '난임'이라고 표현합니다. 그렇다면 정확히 어떤 경우를 난임이라고 할 수 있을까요?

일반적으로 문제가 없는 부부의 경우 한 월경주기당 임신 성공 확률(fecundity)이 10~15%이며, 1년 동안 임신 시도 노력을 했다면 60~70% 임신 성공 소식을 들을 수 있습니다. 그러나 정상적인 부부 관계에도 불구하고, 1년이 지났음에도 임신 소식이 없다면 난임증을 의심해 봐야 합니다. 여성이 결혼 연령이 늦었거나 과거 난소 또는 난관 관련 수술력이 있는 경우, 혹은 결혼 생활 1년 동안 임신 소식이 없다면 난임 전문의를 찾아서 난임증 진단을 받아 보는 것이 좋습니다.

보통 난임 진료는 이렇게 진행됩니다. 먼저 첫 대면 시, '월경 양상(기간, 주기, 양)', '이전 출산력', '유산력', '내과적 질환 유무', '병력', '골반장기', '부인과 수술력', '부부의 흡연 습관' 등을 파악합니다. 자궁 모양과 혹 크기를 파악하며 자궁내막 두께를 파악합니다. 난소의 '다낭성난소증후군'과 '전동난포수 (antral follicle count, AFC)'를 측정하여 난소 기능을 예측해 보는 것도 필요합니다. 또 부인과 기본 검사로 '자궁경부암 검사'와 '질 세균 검사'를 시행하여 자궁경부나 질 모양의 이상 유무를 살펴보아야 합니다.

난임 진단을 위한 기본 검사는 월경 시작 2~3일째 시행되며, '난소 기능 확인 호르몬 검사', '갑상선 호르몬 검사', '유즙 분비 호르몬(프로락틴)'을 중점적으로 산전에 필요한 '혈액 검사(혈액형, 풍진 항체, A·B·C간염, 에이즈, 매독 검사)'를 합니다. 또한 월경이 끝난 후, 3~5일째 내에 '자궁 난관 조영술(hystero-salpingography, HSG)'을 시행해 배란을 관찰하면서 남성의 정액 검사도 병행하면 빠른 진단이 이루어질 수 있습니다.

초음파 관찰이나 HSG 검사상 자궁 내 점막하근종과 용종(폴립) 등이 발견될 경우에는 '자궁경 검사'를 시행하며, '체외수정시술 반복 착상'에 실패하거나 과거 소파수술 후 월경

19

량이 현저히 줄어들었거나 자궁내막 유착증이 의심되는 경우에도 우선적으로 자궁경수술을 받아 볼 필요가 있습니다.

배란 유무는 월경 주기로 확인합니다. 월경이 28~30일로 규칙적인 경우에는 배란이 잘 된다고 가정할 수 있습니다. 정확한 배란 시기를 알고 싶다면, 질식 초음파 관찰로 성숙난포(직경 18mm 이상)를 관찰하거나, 배란기 전후로 소변 LH(황체형성호르몬)를 측정하여 적정한 배란 시기 예측에 도움을 받을 수 있습니다. 배란 이후에는 혈중 프로게스테론* 수치가 3ng/mL 이상으로 측정됩니다.

모든 검사가 끝난 후 "임신이 힘들 것 같습니다."라는 결과를 들은 사람들은 크게 실망하곤 합니다. 희망의 끈을 붙잡기도 하고, 그럴 리가 없다면서 인정하지 않는 모습을 보이기도 합니다. 큰 상실감에 자신감을 잃고, 임신을 시도하는 것 자체에 대한 두려움을 갖게 되기도 합니다.

그러나 난임은 무작정 시도를 한다고 해결되는 문제도 아니고, 어떤 시도도 해 보지 않고 바로 포기해야 할 만큼 해

※ 자궁벽을 준비하고 자궁의 근육 수축을 억제하는 호르몬으로 임신을 유지시켜 주는 호르몬이라고도 불림.

결 불가능한 문제도 아닙니다. 따라서 상황을 바로 바라보면서 낙담하지 않고 차근차근 계획을 세워야 합니다. 그래서 난임 클리닉에 방문하는 부부에게 늘 건네는 말이 있습니다. 함께 상의해 각자의 입장을 조율하는 등 시간을 가지라고 당부하는 것이지요. 그래야만 난임 전문의를 만나 난임에 대한 원인 진단과 치료 방침 등에 대한 설명을 들었을 때 그간의 무거운 짐을 내려놓고 다음 단계로 잘 넘어갈 수 있게 됩니다.

난임은 우리가 함께 이해해야 합니다

아기를 기다리고 원하는 사람들은 동서고금을 막론하고 명의를 만나기를 원합니다. 난임 의사로 일한 지 어느덧 30년이 되었지만, 난임 극복을 위해 최선을 다하는 마음과 자세에는 변함이 없습니다. 그렇게 늘 마음속에 불안함을 지닌 부부들과 함께 난임 극복이라는 목표를 향해 동행해 왔습니다.

난임 의사로 오래 일해 왔지만 아직도 큰 슬픔에 빠지곤 합니다. 임신의 성공과 실패, 유산, 자궁 외 임신, 조산, 태아의 기형 등을 진단하게 될 경우 담당의로서 마음이 무너지는 것이지요. 하지만 의사는 이러한 마음을 결코 드러낼 수 없습니다. 감정을 숨기고 강한 모습으로 환자들을 위로해 주어야 하는 것이 난임 의사의 운명이자 역할이기 때문입니다. 제가

1부
난임

할 수 있는 일이란 환자들이 무너지지 않도록 붙잡아 주며 최선을 다한 치료로 그들을 돕는 것이니까요. 물론 때로는 좋지 않은 결과에 따라 환자들의 불신과 실망이 돌아오기도 합니다. 하지만 이 역시 난임 의사로서 이겨 내야 하는 고난입니다.

"신은 원하는 아이를 주는 것이 아니라 꼭 필요한 아이를 선택하십니다. 임신 실패도 임신 성공을 위한 하나의 과정입니다." 저는 난임을 치료하고자 찾아오는 부부들에게 꼭 이 말을 전합니다. 이 말이 조금이라도 그들에게 위로가 될 수 있기를 바라며, 다소 시간이 걸리더라도 그들에게 건강한 아이가 태어나는 축복이 임하길 바라면서 말입니다.

난임 치료는 반복된 시도와 예상치 못한 결과 속에서 마음이 흔들리는 과정이기도 합니다. 치료 과정에서 들쑥날쑥한 결과를 마주할 때, 때로는 지치고 힘들 수도 있습니다. 하지만 여러분이 쉽게 포기하지 않도록 돕는 것이 제 역할이라고 생각합니다. 난임 치료는 한 번의 시도로 결정되는 것이 아니기 때문입니다. 환자들은 언제나 최상의 진료와 치료를 기대합니다. 그러므로 난임 의사는 학문적인 트렌드 역시 수시로 축적해야 합니다. 그렇지 못하는 경우, 환자들은 아무리 의사가 소신 있게 진료하더라도 의구심을 가질 수 있습니다.

저는 산부인과 전문의가 된 뒤, 난임을 체계적으로 공부하기 위해 임상 펠로우 기간(2년)을 거쳐 30대 중반에 난임 환자 진료에 입문했습니다. 입문 당시만 하더라도, 난임의 복잡한 진단과 치료 적응에서의 결단력 등을 환자에게 보여 주는 것은 난임 초보 닥터에게 쉽지 않은 일이었습니다. 정말이지 하루하루가 살얼음판을 걷는 것 같았습니다.

1990년대 초반에는 난임을 전문으로 치료하는 의료기관이 다섯 손가락에 꼽힐 정도로 많지 않았습니다. 그러다 보니 환자들도 전문적인 난임 지식을 섭렵하기란 어려웠습니다. 요즘처럼 여러 병원을 방문해 여러 의사를 만나보거나 인터넷을 통해 정보를 얻기 힘든 시기였으니까요. 당시에는 체외수정시술 후 임신 착상률이 요즘처럼 높지 않았습니다. 때문에 20~30%의 성공률을 가진 임신 착상 결과를 환자들에게 설명하는 것은 의사뿐만 아니라 간호사들에게도 납덩어리와 같은 무게감이 느껴지는 일이었습니다. 실패한 경우는 더더욱 그러했습니다.

1부
난임

자연스럽게 주치의인 저 역시 성공 소식보다 실패 소식
이 많은 날이면, 스스로의 실력에 의구심을 가짐은 물론이고
배아 이식을 했던 손가락까지도 원망스럽게 느껴지곤 했습
니다. 당시에는 난임 치료약제나 배양기술의 수준이 오늘날
과 비교 불가일 정도로 많이 부족했으니까요. 특히 과거에는
체외수정시술 과정에서 난자 채취 후 복수가 발생하는 일이
빈번했습니다. 대부분 다낭성난소증후군 소견을 갖고 계신
분들이 이와 연관되는데, 수차례 '복수천자'와 '간기능 수치의
증가', '호흡 곤란증' 등이 나타났다는 사실을 알고도 환자에
게서 이러한 불편함을 떼어 놓을 수 없었던 시절이 있었습니
다. 하지만 의료 기술은 꾸준히 발전해 왔고, 지금은 난임 치
료법도 더 다양해졌습니다. 과거에는 체외수정 후 난소가 과
하게 자극받아 복수가 차는 경우가 흔했지만, 이제는 배란유
도 방법이 개선되어 이런 부작용을 크게 줄일 수 있습니다.
　　난임을 치료하는 과정에서 저 역시 더 나은 방법을 찾기
위해 꾸준히 공부해 왔습니다. 난제 환자의 누적과 새로운 의
료에 대한 갈망을 채우고자, 난임에 입문한 지 2년 만에 하버
드 의대 브리험 여성 병원 유학을 결정하게 되었습니다. 당시
난임과 습관성 유산 치료에 있어 탑클래스였던 곳입니다. 그

1장
난임, 올바르게 이해하기

렇게 공부한 끝에, 40대에 새로운 난임 클리닉을 창업하며 도전적인 난임 의사가 되었고 50대에 와서는 학문적 성숙과 후학 지도에 비중을 두었으며(이쯤이 되자 고령 난임 환자의 비율 역시 늘어갔습니다), 60대에 이르러서는 난소의 기능 저하와 고난도 난임 환자군(타 병원에서 수차례 착상 실패를 경험한 환자 등)을 진료하게 되었습니다.

난임 의사의 책무는 임신 성공 소식을 전달했다고 끝나는 것이 아닙니다. 난임 의사의 일은, 환자 부부에게 '난임의 극복은 임신 소식을 듣는 것이 아니라, 건강한 아이의 출산까지입니다.'라는 메시지를 전하는 것이기 때문입니다. 특히나 고난도 난임 환자들의 경우, 연이은 실패로 인해 심리적으로나 정신적으로는 물론이고 육체적, 경제적으로도 매우 피폐해진 상태입니다. 따라서 이들에게는 그만큼 난임 의사가 연륜과 끈기, 그리고 열정을 바탕으로 세세하게 케어해 주는 것이 중요합니다.

　그래서일까요? 난임 의사가 된 이후, 아내와 자식보다도 환자의 얼굴이 자주 떠오르고 밥 먹을 때나 운전을 하고 있을 때도 가족보다 환자 생각이 머릿속에 가득할 때가 많았습니다. 치료 과정 중 합병증으로 환자가 고생하거나 대학 병원으로까지 전원이 될 때면 그런 마음은 더욱 강해지곤 합니다. 그럼에도 불구하고 저는 한국에서 30년 동안 수많은 난임 환자들을 만났고, 3만 건이 넘는 체외수정 및 배아 이식술(In vitro fertilization-embryo transfer, IVF-ET) 과정에서 많은 난임 부부들과 치료 성공을 경험했습니다. 그야말로 이 모든 시간이 난임 치료 전문 의사로서 추억이자 영광이며 행복이었습니다.

난임 전문의가 동행합니다

2010년도에 저는 몽골 여행을 시작했습니다. 그리고 이 과정에서 몽골, 중국, 러시아, CIS국가(우즈베키스탄, 카자흐스탄)들에서도 한국처럼 난임으로 고통받는 환자가 많다는 것을 경험했습니다. 전문적인 지식을 갖추기 위해 지난날 수많은 연구와 치료를 경험했던 저는 이 나라들을 방문하면서 새로운 과제를 떠올렸습니다. 비록 언어는 다르지만 난임 치료의 추억을 한국뿐만 아니라 해외 환자들에게도 동등하게 펼치며 봉사해야 한다는 꿈을 꾸게 된 것입니다.

그러나 이러한 꿈은 혼자만의 노력과 열정으로는 불가능했습니다. 언어와 문화의 이질감은 물론이고 거리상의 문제를 극복하기도 쉽지 않았기 때문이죠. 난임 의사는 해외의 외국인 난임 부부를 상담할 때, 아기를 갖고자 하는 그들의 간절한 바람에 대해 이해해야 함은 물론이고 주변 사람들의 협조 또한 반드시 필요합니다. 이러한 어려움을 해결하기 위해 저는 그 나라의 문화를 이해하고 경험이 풍부한 사람을 찾는 데에 초점을 맞추었습니다.

한국 사회는 외국인에 대한 동화 속도가 느린 편이며, 특히 타문화권 사람들에게 배타적인 성향이 있습니다. 이런 환경 속에서 외국인이 병원에서 전문적인 직업을 갖는 것은 쉽지 않지요. 그러나 이러한 장벽을 넘어, 한국에 정착한 몽골, 중국과 러시아 출신 여성들에게 고용의 기회를 제공함으로써 해외 외국인 난임 부부를 위한 진료 영역을 넓히는 실마리를 찾고자 했습니다. 그렇게 저는 한국에 정착한 몽골, 중국과 러시아 여성을 운명의 진료 파트너로 선택했습니다.

지난 15년 동안 우리 병원에 방문하여 임신에 성공한 해외의 난임 부부는 이미 1,000여 쌍이 넘습니다. 그동안 해외 난임 환자들이 광주에 위치한 우리 병원까지 방문하게 된 것은 이와 같은 노력이 있었기에 가능했다고 믿습니다. 난임 치료 후 성공적인 임신을 한 부부가 늘어난 것은, 해당 국가들의 언어(몽골어, 러시아어, 우즈벡어)에 능통한 우리 직원들의 따뜻한 성의가 컸기 때문이라고 생각합니다. 이처럼 해외에서 많은 난임 부부에게 임신 성공 소식을 줄 수 있었던 것은 저

1장
난임, 올바르게 이해하기

의 생애에서 매우 소중한 경험과 추억이었습니다. 일례로 한 부부가 성공적인 아기들의 탄생에 아이의 이름을 'Choi'와 'Ciel(CL)'이라는 이름으로 선택해 준 일이 있었습니다. 정말이지 그분들의 소식을 듣고 소름이 끼치는 것 같은 감동을 받았습니다. 이는 그만큼 저와 우리 병원을 기억해 준 큰 선물이라고 생각합니다.

지금 돌이켜 보건대, 난임 의사란 신인 배우로 데뷔하여도 노장 배우와 같은 실력을 보여 주어야 하는 의사가 아닐까 하는 생각이 듭니다. 그만큼 난임 환자들과 함께 하는 난임 전문의는, 환자들의 심리적인 상태뿐만 아니라 가족 사이의 관계, 더 나아가 경제적인 부분까지도 깊이 이해하며 나아가야 하기 때문입니다. 진정 환자들과 함께 힘든 여정을 함께 나아가며 그들이 넘어지고 쓰러질 때마다 다시 일으켜 세워주는 역할을 하는 사람. 그렇게 포기하지 않고 성공이란 결과에 도달했을 때, 환자들만큼이나 보람과 기쁨을 품에 안을 수 있는 사람…. 그것이 바로 난임 의사가 아닐까요.

난임은 누구의 잘못도 아닙니다

"왜 우리 부부에게 이런 아픔이 찾아온 걸까요? 해답이
있을까요?"
많은 난임 환자 부부가 이와 같은 질문을 하곤 합니다. 생각
보다 간단히 해결되는 부부가 다수일지라도, 난임에 가까운
진단을 받게 되면 일단 부부의 마음은 무거워지고 표정은 어
두워지기 마련이니까요. 그러면 저는 그들에게 앞서 이야기
했던 바와 같은 대답을 합니다. "하나님은 부부에게 우리가
원하는 아기를 주는 것이 아니라, 꼭 필요한 아기를 주실 겁
니다. 그러니 조금만 기다려 봅시다."라고 말이죠.
　　난임 환자의 문제점은 늘 다양합니다. '무정자증(정관이
막히거나 정자 생성이 안 되는 경우 등)', '희소', '기형 정자증', '고령

여성', '난소 기능 부전', '자궁 기형', '자궁선근종', '자궁 유착증', '부부 중 염색체 구조적 이상' 등의 이유라면 최신 난임 기술 기법을 적용해 많은 노력을 기울여야 합니다. 또한 어려운 난임 케이스일수록 부부의 상담이 중요하기 때문에 남편의 지지와 협조가 절실히 요구됩니다. 부부가 함께 적극적으로 임할 때, 힘든 난관을 넘어설 수 있을 뿐만 아니라 최선이 어렵다면 차선이라도 받아들임으로써 고대하던 아기를 품에 안을 가능성을 높일 수 있기 때문입니다.

딱 잘라 말할 수는 없지만, 임신 과정에서 실패하고 초기 임신 유지가 되지 않는 경우에는 대부분 태아 염색체 이상과 관련이 있습니다. 이 외에도 생화학적 임신 종결 계류유산이 나타나거나 자궁 외 임신으로 인한 수술을 하게 되거나, 또는 임신 중반기에 태아 기형 진단이 되어 임신 유지를 포기하게 되기도 합니다. 불운하게도 이런 일이 발생할 경우, 어떤 부부들이든 일단은 죄책감과 좌절에 크게 힘들어하곤 합니다. 하지만 난임을 치료하고자 한다면, 죄책감을 갖고 좌절하기보다는 이를 극복하고자 노력해야만 합니다. 일단 난임 치료를 시작하게 되어 '체외수정시술'을 시도하게 된다면, 임신 성공에 도달하기까지 평균적으로 3회 정도가 이루어집니다. 그러니 이때 일일이 시도 결과에 좌절하기보다는 다음 시도를 위해 부족했던 부분이나 보완점을 의사와 함께 상의하며 대비하는 것이야말로 성공을 위한 가능성을 높이는 길이 됩니다.

난임은 치료의 대상이기도 하지만, 극복의 과정이기도 합니다. 이를 마음에 새기고, 담당의와 함께 성공을 향해 꺾이지 않고 걸어가기를 진심으로 응원하며 소망합니다. 난임은, 그 누구의 잘못도 아니니까요.

2장

난임도 치료가 되나요?

나에게 맞는 난임 치료 찾기

34세의 여성 A 씨는 5년 전에 난임 진단을 받았습니다. A 씨는 '난관 주위 유착' 외에는 배란 검사나 정액 검사 결과 특이 소견이 없었습니다. 하지만 6개월 정도 자연 임신과 인공 수정 시술을 시도했음에도 임신 소식을 듣지 못했고, 결국 체외수정시술을 하게 되었습니다. 그렇게 A 씨는 난자 채취술을 4회, 배아 이식술(신선, 냉동)을 6회 시행했지만 착상 실패가 반복되었습니다.

젊은 여성이 상대적으로 양호한 상황(난소 상태가 훌륭하고 정자 상태가 정상인)임에도 연이은 체외수정시술 실패를 경험하게 되면 자연스럽게 감정적으로 약해지게 됩니다. 기대와 좌절을 반복하고, 거기에 따라오는 상실감이 자신감 훼손으로 이어지게 되는 것이죠.

실제로 시험관아기시술에서 임신 성공 소식을 들을 수 있는 확률은 30~50%(10명 중 3~5명) 정도로 절반 이상이 실패합니다. 의사가 이를 충분히 미리 고지하더라도 많은 환자는 '나는 성공할 거야.', '우리 부부는 바로 되지 않을까?' 하는 기대를 하기 마련입니다. 그러다 보니 희망과 좌절을 여러 번 반복하게 되고, 이에 따라 임신이 되지 않는 이유를 본인에게서 찾는 등 감정적으로 크게 약해지게 되는 것입니다.

A 씨의 경우, 이미 5년이라는 시간 동안 타 병원에서 최고이자 최후의 치료법으로 체외수정시술을 6번이나 시도했기에 '처음 촬영했던 자궁난관조영술(HSG)을 다시 보자'고 하는 것은 부부 입장에서 불편했을 것입니다. 다시 처음으로 돌아가는 듯한 느낌이 들 수 있을 테니까요. 하지만 의사인 저는 A 씨에게 약간의 난관 유착이라도 있는 것은 아닌지 확인하고자 했고, 그 결과 HSG 사진 상 난관 주위의 부속기 장기(난소, 난관, 자궁) 유착 소견과 나팔관이 꼬인 것으로 보이는 소견이 나왔습니다.

이에 저는 A 씨 부부에게 '복강경 수술로 난관 기능을 살

37

려보는 시도'를 해 보자 권했지만, A 씨 부부는 '지난 5년간 어떤 의사도 이런 치료를 언급한 적이 없다'라며 '체외수정시술'만을 고집했습니다. 물론 A 씨 부부의 수술 거부가 다른 의사가 언급한 적이 없기 때문만은 아니었습니다. 복강경 수술의 경우, 난관 유착 제거 수술을 하더라도 다시 유착이 생길 수도 있다는 막연한 생각 때문이었죠.

결국 A 씨 부부의 바람대로 최선을 다해 체외수정시술을 했지만, 착상은 실패를 거듭했습니다. 상황이 이렇게 되자 냉동 수정란은 3개만 남게 되었습니다. A 씨 부부는 뒤늦게나마 저의 조언대로 복강경 수술로 난관의 기능 회복을 하기로 결정했습니다. A 씨는 복강경 수술을 통해 난관 유착을 박리하고, 난관 수종 개구술(난관채 성형술)을 통해 난관의 기능 회복 치료를 받았습니다.

그리고 두 달 뒤, A 씨는 냉동 배아 이식을 시도했지만 또다시 실패를 경험하게 되며, 병원에서의 치료를 자의로 그만두게 되었습니다. 그렇게 2년이라는 시간이 흐른 어느 날 백화점 의류 코너에서 낯익은 여성과 눈이 마주쳤습니다. 그녀의 품에는 예쁜 딸아이가 함께 있었습니다. 누구였을까 가물가물한 기억을 떠올리던 그때, 여성이 먼저 저에게 다가와 말을 걸었습니다. 그녀는 바로 A 씨였습니다. 우리 병원을 떠나 다른 병원에서 임신을 성공한 것 같아 미안하고 겸연쩍은 마음이 들었지만 그녀의 말에 의하면, 시험관아기시술을 실패한 뒤 실의에 빠져 쉬던 기간 중에 자연 임신에 성공했다는 것이었습니다. 복강경 수술로 난관 기능을 회복한 것이, 임신이라는 기적 같은 선물로 찾아왔던 것이죠.

A 씨의 케이스를 통해 알 수 있듯, 난임을 극복하기 위해서는 기본적으로 자연 임신을 할 수 있도록 부부의 문제점을 해결해 줘야 합니다.

A 씨가 겪었던 문제처럼 나팔관은 임신에서 매우 중요한 역할을 하는 기관입니다. 나팔관은 정자와 난자의 이동 통로일 뿐만 아니라, 배란 시기에 난관채(fimbria)에서 난자를 끌어안아 난관 팽대부까지 이동시킵니다. 그렇게 자궁을 통해 이동한 정자를 만나게 하고, 이를 통해 수정이 이루어져 수정란이 완성되면 (5일 정도 후에) 비로소 자궁강 내로 이동해 착상 과정이 이루어집니다. 그러므로 난관 개통 여부를 진단하는 '자궁난관조영술 검사'에서 양측 난관이 막혀 있는 경우, 자연 임신이 불가능함을 알 수 있습니다.

39

만약 일측 난관이 정상이라면 임신 성공 확률이 조금 떨어지는 수준이지만, 골반장기나 자궁, 난소 변과 난관 유착 형성이 되어 있는 경우라면 이는 난임의 원인이 됩니다. 난관이 고유의 기능을 소실할 수 있기 때문입니다.

'자궁난관조영술' 검사에서는 '조영제의 통과 여부', '난관 꼬임이나 펼쳐짐', '난관채에서 저항 없이 흘러나오는 것'을 관찰하는 것이 중요합니다. 난관 이상이 확인될 경우, 가장 흔하게 진단되는 것은 '난관근위부 폐색*'입니다. 또 A 씨의 경우처럼 '나팔관의 꼬임'이나 '난관채 부위가 좁아져 풍선처럼 부풀어 있는 경우'도 있으며, 일부 통과는 되었으나 조영제의 영상이 펼쳐지지 못하고 한 군데에 머물러 있는 경우도 나타날 수 있습니다.

그렇다면 지금부터 A 씨의 케이스 같은 '복강경 수술' 외에 또 다른 난임 치료법으로는 어떤 것이 있는지 간략하게 알아보겠습니다.

---

* 난관이 자궁과 연결되는 부분이 막힌 것으로, 난관 시작 부위를 조영제가 통과하지 못함.

인공 수정

인공 수정 시술은 난관 기능이 정상이면서 경미한 남성요인이나 자궁내막증, 그리고 자궁경부 요인이 원인인 경우에 시행합니다. 특히 원인불명의 난임 환자에게 일차적으로 추천합니다.

임신 성공률은 자연배란 주기당 10~20% 정도입니다. 좀 더 적극적인 방법으로 과배란유도제를 사용해 성숙난포를 2~3개까지 성장시키고, 적절한 배란 시기에 특수 처리 과정을 통해 선별된 정자를 배양액에 혼합해 특수 카테터를 사용하여 자궁강 내에 주입합니다. 그래서 자궁강 내 정자 주입술이라고도 부릅니다.

인공 수정 시술의 임신 성공률(10~20%)은 생각보다 낮지만, 환자들의 입장에서는 '인공 수정' 용어 자체가 주는 기대치 때문인지 70% 확률로 성공할 거라 믿곤 합니다. 그래서일까요? 사실은 더욱 정밀하고 적극적인 치료법인 체외수정시술의 성공률이 30~50%임에도 많은 이들이 우선적으로 인공 수정을 원합니다. 최소 3회 정도 임해 보는 것이 일반적이므로 마음을 비우고 임하는 것이 좋습니다

'남편이 당뇨병을 앓고 있어 역사정 되는 경우', '부부 관

계가 순조롭지 않은 경우', '동결 정자나 공여된 정자를 사용해야 하는 경우'에 특히 시도해 볼 만합니다. 단, 고령 여성이거나 '난소 반응 저하', '자궁근종' 등의 문제가 있는 여성이라면 인공 수정보다는 적극적인 체외수정시술 시도가 바람직합니다.

체외수정 (시험관아기시술)

'정액 검사 이상 및 난소 기능 저하' 또는 '나팔관 기능 이상 진단'을 받은 환자들이 난임을 극복하기 위한 가장 효율적인 방법입니다. 체외수정시술은 난자와 정자를 채취해 체외에서 수정시킨 후, 3~5일 정도의 배양 기간을 거치고, 가장 좋은 배아를 선별해 자궁강 내에 이식하는 것을 말합니다.

'희소 정자증'이나 '기형 정자증'일 경우에도 특수 미세 조작 기계를 활용하여 고배율 현미경으로 보며 건강한 정자를 선별함으로써 수정을 도와주는 것이 가능합니다. 또한 무정자증일 경우에도 고환 조직에서 정자 세포를 추출해 미세 조작으로 난자 세포질 내 정자 세포를 주입하여 수정시킬 수 있습니다.

배란유도법

배란유도법은 체외수정시술 과정에서 건강한 성숙 난자를 얻는 것이 최대 목표입니다. 과배란유도제를 투여한 후, 난포 성장과 자궁내막 두께를 질식 초음파를 통해서 관찰하는데요. 이때 필요에 따라 난포 감시 중 '혈중 에스트라디올'이나 '황체형성호르몬' 검사를 측정해 적절한 배란 시기도 결정합니다. 성숙 난포의 크기가 18~19mm에 도달하면 hCG 주사를 맞는 시기를 결정하고, 주사 후 36시간 뒤 마취하에 초음파로 관찰하면서 난자 채취술을 시행합니다.

수정 기법

체외수정의 수정 기법은 크게 두 가지로 나뉩니다. 하나는 정자가 자연 선별 과정을 통해 난자 내로 들어가 수정되는 '일반 체외수정법'이고, 다른 하나는 배아연구원이 직접 최적의 정자 하나를 선택하여 수정시키는 '미세 수정 방법(난자 세포질 내 정자세포 주입술)'입니다.

해당 기법이 추천되는 경우는 주로 난소 저반응군으로, 난소 저반응 및 고령 환자군일 경우에는 과배란유도를 통해

43

얻을 수 있는 난자가 제한적인 만큼 좋은 정자를 선별하는 과정이 매우 중요합니다. 또한 이때 사용되는 '특수 편광 현미경을 이용한 정자 주입 위치 선별주입술(polscope)'은 난자 내의 방추사 유무 및 위치를 확인해 정자세포 직접 주입술을 시행할 수 있게 합니다. 따라서 난자의 핵 손상을 방지할 수 있으므로, 수정률에 좋은 효과를 주는 것으로 보고되고 있습니다.

배아발달기법

난소 저반응군의 난자는 건강 군에 비해 상대적으로 난자의 상태가 좋지 않습니다. 그러므로 수정이 되더라도 건강한 배아 발달에 어려울 수 있는데요. 이때 배아 활성화(Embryo activation) 방법이 이용됩니다. 자연 임신 중 체내에서 발생되는 6~20Hz의 진동 환경에 인공적으로 노출시킴으로써 배아 세포 간에 통신을 유도하고 증폭시키는 것이죠. 이는 곧 배아 발달에 도움이 되어 임신 성공률을 높여 줍니다.

배아 이식술

복부 초음파로 자궁 모양을 확인 후, 정확히 자궁강 저부 1~2cm 아래에 특수 카테터에 배양액과 수정란을 담아 주입하는 방법입니다.

황체기 보강

체외수정 배란유도 방법은 대부분 뇌하수체 억제제를 사용하기에 황체기 결함이 빈번합니다. 또한 난자 채취로 인해 과립막세포가 제거될 수 있으므로, 프로게스테론 제제로 황체기 보강이 필요합니다. 황체기 보강을 통해 착상에 성공할 경우, 임신 6~8주까지 추가적인 프로게스테론 약제 보조 치료를 받아야 합니다.

착상 성공률을 높이는
보조생식술

1. 레이저 보조 부화술

시력 교정술(라식, 라섹 등)에 레이저가 사용되는 것처럼, 난자를 둘러싸고 있는 투명대를 레이저로 일부 깎아 내어 배아가 투명대를 좀 더 쉽게 뚫고 나오도록 도와주는 기술입니다. 보통 배아의 투명대가 두꺼운 38세 이상의 시험관 시술 여성이나, 시험관 시술을 반복 실패한 경우, 혈중 난포 성장 호르몬(FSH) 수치가 높은 경우에 시행합니다. 기존의 보조 부화술에 비해 배아에 미칠 수 있는 유해한 요소를 최소화하고 보조 부화 시술 시간을 단축하여, 배아에 좀 더 안정화된 환경을 제공합니다. 또한 부화하는 것을 도움으로써 임신율과 착상률을 높일 수 있는 최신 기술입니다.

2. 지속적 배아 관찰 시스템

배아의 배양 과정에서 발달 상태를 실시간으로 모니터링할

46

수 있는 최신 배양 시스템입니다. 수정부터 이식까지 전 과정을 살펴보면서 최적의 발달 과정을 거친 배아를 이식할 수 있습니다. 또한 이식 전까지 배아를 꺼내지 않고 개별적으로 배양하므로, 외부 환경에 노출되지 않아 안정적인 배양이 가능하다는 장점이 있습니다.

3. 착상 전 염색체 선별 검사

시험관아기시술을 통해 형성된 배아의 염색체 이상 여부를 선별하는 검사입니다. 배아 이식 전에 착상 전 염색체 검사를 통해 염색체 수가 정상인 배아만을 선별·이식하는데요. 이때 부부에게 특정 염색체 이상이 있지 않더라도, 배아가 염색체 이상일 위험이 높아 임신 실패나 습관성 유산이 우려되는 경우에 진행합니다. 해당 검사를 통해 유산 확률을 낮출 수 있습니다.

4. 동결 배아 이식

환자들은 난자 채취 후, 3~5일 이후 배아 이식을 진행하게 됩니다. 이때 환자에 따라 다낭성난소증후군으로 인해 '난소 과자극 증상'이 우려되거나 '난소 기능 저하'로 수정란을 모으는 과정에 있을 수 있는데요. 이런 경우, '과배란유도제'로 인해 자궁내막의 상태가 적절하지 않다면 배아를 냉동하게 됩니다. 이후 생리가 시작되면 호르몬제를 복용해 자궁내막을 안정적으로 형성하고, 그 뒤에 배아를 이식합니다. 이를 동결 배아 이식술이라고 합니다.

5. 자궁내막 수용성 분석

자궁내막 조직의 RNA(리보핵산) 분석 검사를 통해, 배아의 착상을 수용할 수 있는 RNA를 환자의 자궁내막이 발현하고 있는지 조직 검사하여 최적의 날짜에 배아를 이식할 수 있도록 돕는 검사입니다. 보통 원인 불명의 반복적 착상 실패 군에서 시험관아기의 착상률을 높이기 위해 이용됩니다.

6. 자가 혈소판 자궁내막 재생

자가 혈소판 자궁내막 재생이란, 손상된 자궁내막의 착상률을 개선할 수 있는 치료입니다. 환자의 혈액에 있는 '혈소판 풍부 혈장(PRP)'을 추출하여 간단하게 얇은 내막에 주입하는 방식으로 이루어집니다.

7. 편광현미경

(개인에 따라 다르지만) 고령의 여성으로부터는 난자세포질내 염색체 덩어리 중 방추사*의 유무와 위치에 이상이 발생할 확률이 높습니다. 이때 편광 현미경으로 빛의 전기장을 활용해 난자 내의 방추사를 관찰할 수 있습니다. 이를 통해 건강한 난자 선별과 미세수정에 도움을 줍니다.

✼   진핵 세포(eukaryotic cells)의 세포 분열 과정에서 한 개의 세포가 2개의 세포로 분열할 때 복제된 염색체는 정확하게 2개의 딸세포로 분리되어 나누어져야 함. 방추사는 세포가 유사 분열(mitosis)할 때 복제된 염색체를 두 개의 딸세포로 정확히 나누는 데 있어 가장 중요한 역할을 함.

2장
난임도 치료가 되나요?

난소 기능 저하란 무엇인가요?

34세 여성인 B 씨는 우리 병원을 방문하기 전, 이미 많은 시술을 경험한 상태였습니다. 8번의 시험관아기시술을 겪고, 이 과정에서 2번의 난자 채취로 공난포를 경험했으며, 4번의 배아 이식술 후 임신 착상 실패로 우리 병원을 찾아왔습니다. B 씨는 결혼 전까지 유학 생활과 전문 직업 활동을 하며 순탄한 삶을 살아왔습니다. 그러나 결혼 후에는 임신 시도 과정에서 난소 기능 저하 진단을 받으며 심리적으로 많이 무너졌다고 고백했습니다.

　B 씨처럼 여러 차례 체외수정시술 실패를 경험한 부부들은 이미 상당한 수준의 의사들을 여러 번 겪은 탓에 새로운 의사와 팀워크를 이루는 것이 어렵습니다. 다양한 치료 경험

이 쌓임에 따라, 새로운 의사와 새로운 치료로 합을 맞춰나가는 것도 쉽지 않습니다. 무엇보다 여러 치료를 거치며 '자신감 상실', '분노', '최악의 상황 예측' 등 부정적인 요소들이 머릿속과 마음에 가득할 수밖에 없으므로, 새로운 치료에 임하더라도 냉소적인 태도를 취하게 되곤 합니다. 반신반의하며 '여기라고 뭐 특별한 게 있겠어? 시도해 봐야 안 될 게 뻔한데….' 하는 생각을 하게 되는 것입니다. 심한 경우 의사와의 눈 맞춤조차 꺼리곤 합니다.

그러므로 B 씨와 같은 경우, 무너진 마인드를 회복하는 것이 매우 중요합니다. 처음 클리닉에 방문했을 때처럼, 그때와 같은 기대와 마음을 가지고 의사와 한마음이 되는 것이죠. 그렇게 의료진과 환자가 하나 되어 달려갈 때, 난임 극복이라는 드라마가 탄생할 수 있기 때문입니다.

결과를 이야기하자면, B 씨는 3회의 난자 채취술로 베스트 수정란 3개를 모은 후 비로소 이식을 시도하여 쌍둥이를 낳았습니다. 이후 그녀는 난임 수기를 책으로 집필했고, 저는 B 씨의 부탁으로 책에 추천 인사말을 적어 주었습니다. 그야말로 환자와 의사가 함께 만들어 낸 드라마 같은 케이스라고 할 수 있습니다.

2장
난임도 치료가 되나요?

아이를 갖고자 난임 클리닉을 찾는 환자들의 원인은 정말 다양합니다. 일반적으로 여성의 가임력은 나이가 들수록 감소하지만, 개별 여성의 생식능력 감소는 개인마다 차이를 보이는데요. 이는 난소 예비력 검사를 통해 예측할 수 있습니다. '난소 예비력 검사'란, 여성의 난포자극호르몬(FSH)과 에스트라디올(estradiol), 항뮬러관호르몬(AMH) 등을 생화학적 검사와 초음파 검사를 통해 알아보는 것입니다. 그리고 안타깝게도, 최근에는 같은 연령이더라도 현저히 낮은 AMH 수치를 보이는 난소 기능 저하 환자들이 증가하는 추세를 보입니다.

난소 기능 저하란, 난소 예비력 검사 결과를 토대로 세 가지 조건 중 두 가지 이상의 조건에 해당하는 경우를 말합니다. 첫째는 여성의 나이가 40세 이상이거나 난소 기능 저하 위험인자를 하나 이상 가지고 있는 경우이며, 둘째는 시험관아기시술을 위해 과배란을 유도했으나 난자 채취 후 획득한 난자의 수가 3개 이하인 경우이고, 마지막 셋째는 난소 기능 평가에서 이상 소견이 관찰되는 경우입니다.

난소 기능 저하의 원인은 대체로 불분명합니다. 과거에는 난소 관련 수술 후 난소의 정상조직 손상이 난소 기능 저하의 주 원인이었다면, 최근에는 여성이 결혼 적령기를 놓쳤거나 임신을 미루다 고령(30대 후반~40대)이 되어버린 것이 그 원인이 되기도 합니다. 즉 난소 연령이 높아져 있는, 이미 난소 기능의 저하가 온 상태에서 임신을 시도하게 되므로 자연유산의 빈도가 높아지게 되는 것이죠. 그리고 이는 시술에 있어서도 '수정란의 염색체 이상 빈도 증가'로 이어지게 되어 체외수정시술 과정에서 건강한 양질의 수정란 획득을 어렵게 합니다.

이 외에도 유전적 질환이나 자가 면역 질환, 자궁내막증 질환, 항암 치료, 난소종양 수술 등 여러 요인들이 난소 기능 저하의 위험 인자로 간주됩니다. 특히 몸 건강 상태는 여성의 가임 능력에 영향을 미치므로, 난임 전문의와 빠르게 상담해 보기를 권하는 바입니다. 케이스에 따라 다르지만 기혼인 여성이 난소혹(자궁내막종, 난소 기형종)으로 난임 클리닉을 방문했을 경우, 난소 연령 검사에서 난소 기능 저하가 의심된다면 우선적으로 시험관아기시술을 먼저 권합니다. 해당 시술을 통해 충분한 양질의 수정란을 확보하고, 그 후에 수술을 고려하기 대비하는 것입니다.

난소 기능이 저하된 고령 여성 환자들에게는 최근 유행하고 있는 '체외수정시술'과 '착상 전 유전자 검사(PGT-A)'를 적용합니다. 이는 수정란의 염색체 이상을 피하고 임신 성공률을 높이기 위한 적극적인 치료 방법 중 하나입니다. 다만 진단을 위해 5일 배양 포배기 배아를 얻는 과정이 쉽지만은 않으므로(진단에서 비정상 배아로 진단되어 배아이식술조차 못하는 등), 환자와 의사는 서로 많은 대화를 나누며 다양한 요소(심리적 압박, 경제적 부담 등)를 고려해 시행해야 합니다.

최근 논문 보고에 의하면, 임신의 성공과 실패에 '체외수정시술 PGT-A를 적용한 환자군'과 '일반적인 체외수정시술로 임신 시도 횟수'를 비교한 결과 임신 성공률에는 큰 차이가 없다는 보고가 있었습니다. 그러다 보니 의사와 환자 간에 원활한 소통을 통해 가장 알맞은 방법을 함께 찾는 것이 최고이자 최선의 방법일 것입니다.

자궁 건강과 난임의 관계

36세의 여성인 C 씨는 이미 타 병원에서 체외수정시술을 10회 시도하고, 자궁 유착으로 3회의 자궁경수술을 받은 이력을 가진 채 우리 병원을 찾아왔습니다. C 씨는 수차례의 임신 시도 실패를 겪은 탓에 심리적으로 매우 불안했고, 치료에 대한 확신도 많이 떨어진 상태였습니다. 또한 그간의 치료 기간을 통해 쌓인 의료 정보를 기반으로 이러쿵저러쿵 의사에게 자신의 요구를 강요하는 등 대하기 어려운 환자였습니다.

C 씨는 임신 중반기에 소파수술을 받았고 이때 태반이 제대로 제거되지 않아 그 일부가 자궁벽에 심하게 유착되었고 월경량도 거의 없었습니다. 자궁난관조영술(HSG) 진단에서는 '자궁강의 3분의 2가 훼손되어 유착증으로 인해 자궁 내

부 공간이 비좁은 비정상 모양을 형성하고 있다.'라는 결과를 받았습니다. 이후 그녀는 3회의 자궁경수술을 통해 모양을 어느 정도 회복했지만, 체외수정시술을 계속 시도해도 착상 실패라는 결과만을 맞게 되었습니다. 다른 난임 클리닉에서도 몇 번이나 임신을 시도해 보았지만 역시나 결과는 매번 같았습니다.

임신의 착상 성공 요건 중 가장 중요한 것은, 건강한 수정란과 자궁 환경입니다. 그러므로 C 씨에게 우선적으로 필요한 치료는, '월경혈'이 정상 수준에 가깝게 나올 수 있도록 자궁 환경을 회복시켜 주는 것이었습니다. 물론 이 과정은 쉽지 않았습니다. 특히 C 씨의 남편은, 2회의 자궁경수술을 추가로 진행하며 치료에 대한 신뢰 자체를 거의 잃은 상태였습니다. 이에 저는 가장 부부가 첫 의사에게 가졌던 것처럼 기대와 신뢰를 회복할 수 있도록 돕는 데에 집중했습니다. 그렇게 어느 정도 C 씨 부부의 마음이 회복된 뒤 본격적인 치료가 시작되었고, C 씨는 월경 소견의 변화 (월경의 양과 기간) 소식에 마치 임신이 성공한 듯 기뻐했습니다.

이후 C 씨는 손상된 자궁내막을 회복하여 7번의 추가 체외수정시술 끝에 건강한 아들을 출산하는 데에 성공했습니다. 통합 17번의 시도 끝에 얻은 기쁨이었습니다.

C 씨의 이야기는 주치의로서 기억하지 않을 수 없는, 역시나 드라마틱한 결과를 보여 준 케이스라고 할 수 있겠습니다.

자궁 문제로 인한 난임의 원인은 다양합니다. 먼저 자궁내막 용종의 경우, 직경 1cm 이상일 때와 월경 이상 소견이 있을 때는 자궁경수술을 받으면 됩니다. 자궁근층에 근종이 있는 경우, 자궁내막을 압박해서 휘게 만드는 상태이거나 크기가 5cm 이상일 때 수술을 고려해야 합니다. 자궁강에 위치하는 크기가 비교적 큰 점막하근종의 경우는, 월경 과다와 유산 및 착상을 방해할 수 있으므로 임신 시도 전에 제거하는 것이 유리합니다. 크기가 큰 장간막의 자궁근종은 임신에 크게 영향을 미치지 않지만, 임신 착상 실패가 반복되거나 임신 진행 시 통증이나 복부 압박감이 발생된다면 복강경수술로 제거한 후에 임신을 시도하는 게 좋습니다.

자궁선근종의 경우에는 자궁벽의 두께가 두꺼워지면서 자궁 크기가 정상보다 훨씬 커져 있거나, 심한 월경통까지 동반하면서 배란 시기에 자궁내막의 두께도 비정상적으로 얇아져 임신 착상 유지가 어려워질 수 있습니다. 이 경우에는 자궁이 커져 있더라도 자궁근종처럼 수술로 해결할 수는 없습니다.

또한 임신을 시도하려면, 가급적 자연 임신보다는 체외 수정시술 과정을 통해 건강한 배아를 충분히 확보해야 합니다. 이후 과정으로는 성공적인 임신 시도를 위해서 뇌하수체 억제 호르몬 주사를 매달 1회씩 2~3개월 맞아 치료한 후에 커져 있는 자궁 크기를 줄이는 치료를 합니다. 그런 다음, 냉동배아이식술을 시도하여 임신 시도나 유지를 계획해 보는 것이 유리합니다.

자궁선근종의 크기가 너무 크다면, 커진 자궁선근종 종괴를 부분 절개하여 자궁벽을 봉합해 주는 수술을 선택하기도 합니다. 여기서 문제는 임신 중반기 이후에 수술 부위를 따라 자궁파열의 위험이 생긴다는 것입니다. 따라서 분만 시기까지 몸 상태를 신중히 관찰해야 합니다.

자궁내막 유착증은 자궁내막 손상으로 인해 조직이 변형된 것입니다. 곧, 배아가 착상해야 할 정상 자궁내막이 감소하여 월경량이 줄거나 난임을 초래할 수 있습니다. 이는 자궁경을 이용한 유착 박리로 치료가 가능합니다. 최근에는 PRP(Platelet Rich Plasma)[*]를 자궁강 내에 주입하여 자궁내막 재생을 도와주는 치료도 시도되고 있습니다.

자궁의 선천적 기형도 난임에 영향을 줄까요? 자궁이 하트 모양으로 보이는 '쌍각자궁', 자궁이 절반만 있는 '단각자궁' 등은 유산이나 조산 위험도가 높지만 특별한 치료가 필요하지는 않습니다. '자궁중격'은 자궁 중간에 벽이 있는 경우입니다. 이는 유산이나 난임의 원인이 될 수 있지만 정상적 임신도 가능하므로, 문제가 발생할 시에 '자궁경을 이용한 자궁중격 절제술' 치료를 받고 3개월 정도 지난 뒤 임신을 시도하기를 추천합니다.

'비정형자궁내막증식증'이나 '초기내막암'일 경우, 본래 '자궁적출술'을 고려합니다. 그러나 임신 계획이 있다면, 고농도 프로게스테론 치료를 하고 가급적 적극적인 임신 시도를 위해 체외수정시술을 시도하는 편이 유리합니다. 이후 임신에 성공했다면, 출산 후에 부인과의 추적 관리가 필요합니다.

---

[*]   자가혈액에서 혈소판을 추출한 농축액으로, 성장인자가 풍부함.

2장
난임도 치료가 되나요?

난임 여성 셋 중 하나는 자궁내막증을 겪는다

D 씨는 대학 졸업반 시절부터 월경 때만 되면 심한 구토와 복통으로 응급실에 이송되곤 했습니다. 당시 D 씨는 초음파 검사 결과 난소 종양(직경 6cm, 4cm)이 의심되었고, 혈중 CA125 검사상 수치가 200u/mL 정도로 자궁내막증이 의심되었으며, 난소 연령을 측정하는 AMH(항뮬러관호르몬) 수치도 1.5ng/mL 정도로 나이에 비해 8세나 많게 나오는 등 이미 난소 기능이 상당히 떨어진 상태였습니다.

결혼도 하지 않은 젊은 여성에게 난소 종양이, 그것도 일측이 아닌 양쪽에 있는 경우 당연히 차후 임신 시도에 있어 어려움을 겪을 수밖에 없습니다. D 씨는 정상 난소 조직 파괴가 이미 진행 중이었으므로, 정상 난소 조직을 최대한 보존하기 위해 복강경 수술로 자궁내막종을 제거하기로 했습니다. 그렇게 D 씨는 수술을 통해 자궁내막종을 제거한 뒤, 호르몬 치료(뇌하수체 억제 호르몬)를 6개월 동안 받게 되었습니다.

이후, 치료를 잘 마치긴 했지만 D 씨는 젊은 나이였던 만큼 자궁내막증 재발과 난소 기능 저하가 우려되는 상황이었습니다. 때문에 저는 고민 끝에 D 씨의 부모님께 "따님의 결혼을 서둘러주세요."라고 말했습니다. 제 말을 들은 D 씨의 부모님은 불같이 화를 내었습니다. 아직 어린 딸에게 그게 대체 무슨 소리냐는 것이었죠. 이것이 10년 전의 일입니다.

시간이 흘러 D 씨는 다시 우리 병원을 찾아왔습니다. 결혼을 했지만 임신이 되지 않아 다시 우리 병원을 찾아오게 된 것이죠. D 씨를 검사해 본 결과, 그녀의 양측 난소 크기는 정상보다 1/2밖에 되지 않는 크기였으며, 전동난포수(AFP) 역시 양측에 각각 두 개가 보였습니다. 난소의 나이 역시 AMH가 0.9 수준으로, 40대라는 소견이 나왔습니다.

결과적으로 D 씨는 체외수정 시도 5번으로 양질의 수정란 6개를 모을 수 있었고, 2회의 배아이식술을 시도하여 임신에 성공했습니다. 그렇게 현재, 그녀는 예쁜 왕자님을 둔 엄마로 살아가고 있습니다.

2장
난임도 치료가 되나요?

D 씨처럼 이른 나이의 여성이 자궁내막증이나 난소 기능 저하 등의 문제를 안게 될 경우, 가능한 한 빨리 임신을 하기 위해 노력하거나 체외수정시술을 동원해 건강한 난자를 얻어두는 것이 좋습니다. 그렇게 건강한 난자를 얻어 냉동 보관해두어야 임신을 시도하는 승부수를 던질 수 있기 때문입니다.

그렇다면 D 씨가 앓은 자궁내막증이란 무엇일까요? 먼저 자궁내막이란, 매달 월경주기에 따라 증식되었다가 탈락되는 자궁의 가장 안쪽 면을 말합니다. 그리고 이 자궁내막을 구성하고 있는 조직은 원래 자궁 내부에만 존재해야 하는데요. 이 조직이 자궁 외의 장소에 존재하는 것을 '자궁내막증'이라고 합니다.

자궁내막증의 병변은 주로 '난소', '내장', '복막', '분만 시 절개 부위'로, 가임 여성의 3~4%와 난임 여성의 25~35%로부터 발견됩니다. 자궁내막증의 조직은 자궁내막과 같은 조직이므로, 월경주기의 호르몬 변화에 반응하여 매월 증식했다가 탈락하면서 출혈을 일으킬 수 있습니다. 그러나 정상적인 자궁내막과는 달리 자궁 이외의 장소에 존재하기 때문에, 출혈이 생겨도 신체 외부로 빠져나가지 못하고 '나팔관', '난소', '복막' 등에서 점처럼 분포되어 문제를 일으킵니다. 나팔관의 기능을 방해하고, 배란 장애를 유도*하며, 복강 내 스테로이드 호르몬의 양을 증가시키고, 난임증을 초래**하는 것이죠.

자궁내막증은 질환의 정도에 따라 임상적 경과 및 치료가 다릅니다. 병기의 구분은 '병변의 크기와 깊이', '유착의 정도'에 따라 1기(경증)부터 4기(중증)로 분류되는데요. 보존적 요법으로의 치료로는 '생리통', '골반통' 등의 증상을 완화시키기 위한 진통제와 소염제 등이 효과적일 수 있습니다.

　　호르몬 요법으로 치료할 시, 자궁내막 조직의 성장을 촉진하는 에스트로겐의 작용을 억제하는 약물(뇌하수체 억제 호르몬 주사, 다나졸, 피임약, 프로게스테론)을 사용하기도 하는데요. 이러한 호르몬 치료를 하는 동안에는 피임을 해야 하며, 뇌하수체 억제 호르몬 투여 기간에는 일시적으로 난소 기능이 억제됨에 따라 갱년기 증상(무월경, 안면홍조, 불면증, 심리적 불안정, 관절통 등)이 나타날 수 있습니다. 해당 증세는 치료 기간 중 일시

* 　난소나 난관 주변에 유착을 일으켜 난포가 터지는 것을 방해함.
** 　면역세포 변형을 일으켜 임신 시도 시 수정 및 착상을 방해함.

2장
난임도 치료가 되나요?

적으로 나타나지만, 간혹 환자들 중에는 치료가 끝난 이후에도 3~4개월 정도 통증을 호소하기도 합니다. 이럴 경우, 피임 약제와 골다공증 예방을 위한 칼슘 보충제를 동시에 처방받으면 증상 완화에 도움이 됩니다.

수술 요법으로는 질환의 정도에 따라 다양한 방법이 고려될 수 있습니다. 병변이 주변 장기와 유착이 심하고 침습 정도가 깊다면 개복 수술을 선택하기도 합니다. 그러나 최근 자궁내막증 수술은 대부분 복강경 수술을 선택하므로, 흉터가 거의 남지 않고 회복이 빠를 뿐만 아니라 유착 후유증도 적습니다.

만약 난임으로 진단받았다면, '자궁', '난소', '나팔관'은 그대로 두고 비정상적인 자궁내막증 조직만을 제거합니다. 난소에 발생한 자궁내막증의 경우, 난소가 초콜릿 같은 색의 내용물을 담고 있다면, 이는 이미 정상적인 조직이 많이 손상된 상태임을 의미합니다. 따라서 이때는 정상적인 난소 조직을 보존하는 데에 중점을 두며, 신중하게 난소 혹을 제거해야 합니다.

간혹 자궁내막증의 병기가 심할 경우, 더 이상 아기를 원하지 않는 여성들도 있는데요. 이럴 때는 재발 방지를 위해 생식기관(자궁 및 난소 부속기)과 자궁내막증 병변을 모두 제거하는 수술을 할 수도 있습니다. 또한 호르몬 요법을 병행하는 방법으로 재발을 방지하기도 합니다.

이처럼 자궁내막증은 적절한 치료를 하더라도 육안으로는 식별할 수 없는 병변이 존재할 수 있습니다. 따라서 수술 후에도 주기적인 관찰이 필요합니다.

만약 자궁내막증을 경험한 젊은 여성이 임신을 계획한다면, 제가 D 씨에게 권했듯 최대한 빨리 적극적인 임신 방법(인공 수정, 체외수정)을 동원해 임신 시도를 하는 것이 좋습니다. 그 이유는 단순명료합니다. 치료를 받은 여성 중 40%로부터 해당 질병이 재발(5년 이내)하기 때문입니다. 만약 이미 아이를 둔 30대 후반에서 40대 초반의 여성에게 자궁내막증이 재발했다면, 이는 앞으로 경험할 갱년기로 인해 자연적으로(난소 호르몬의 감소로 인해) 호전될 수도 있습니다. 하지만 매달 월경통을 호소하여 진경제를 자주 복용하는 젊은 미혼 여성이라면, 자궁내막증 정밀 진단을 받아보길 강력하게 권합니다.

생리불순, 체중증가, 피부트러블, 난임증을 초래하는 '다낭성 난소증후군'이란?

결혼한 지 6년이나 지났는데도 아기가 생기지 않아 우리 병원을 찾아온 34세 여성 E 씨는, 결혼 전부터 여러 문제를 안고 있었습니다. 미혼이던 시절부터 월경불순을 경험해 월경 주기가 2~3달 간격으로 길었고, 코와 턱 주변에 뾰루지가 자주 발현했으며 얼굴도 홍조를 띠어 피부과 치료를 받았지만 호전이 없었습니다. 또한 식욕이 많지 않음에도 체중 증가가 심해 결혼 후에는 90kg까지 증가하여 혈압상승이 빈번하게 일어났고, 피부도 거칠어질 뿐만 아니라 다리에 남성처럼 털이 나기도 했습니다.

E 씨는 2년 전부터 배란유도를 수차례 시행해 보았지만 배란이 순조롭지 않았습니다. 심지어 배란 주사를 맞을 때마

다 복부 팽만감을 느끼고, 복수가 빈번하게 차기도 했습니다. 이에 E 씨는 체질 개선을 위해 다양한 시도와 노력을 해 보았지만 큰 효과를 보지 못했고, 오히려 체중이 20kg가량 더 증가하여 호흡 곤란과 고혈압 증상까지 나타나게 되었습니다.

E 씨는 내원 당시 기초 난소호르몬 검사에서 황체형성호르몬(LH호르몬) 수치가 15mIU/mL 증가 소견이 있었고, 인슐린 수치도 증가되어 있었으며, 혈당 수치 당화 혈색소도 당뇨 전단계 소견을 보였습니다.

저는 E 씨에게 내과적으로 '고혈압', '당뇨 전 단계', '간 기능 조절'에 적합한 치료를 병행하며 배란유도를 시행했습니다. 그렇게 일차적으로 배란유도제 '클로미펜'과 '레트로졸'을 번갈아 사용하여 배란을 유도했는데요. E 씨의 경우, 난포 성숙이 더디게 자랄 뿐만 아니라 배란유도 기간도 20일이 훨씬 넘어 배란이 용이하지는 않았습니다. 이에 저는 과배란유도 주사제(hMG, FSH 제제)를 병합했고, 결과적으로 성공적인 배란유도를 할 수 있었습니다.

E 씨와 같은 다낭성난소증후군 환자들은 30%가량이 비만을 동반합니다. 이들은 생활 습관 개선을 통해 균형 잡힌 음식

67

섭취와 운동이 필요할 뿐만 아니라, 검사 후 정확한 진단과 의사의 지도하에 체중 감량제를 복용해 체지방을 줄여야 합니다. 그래야만 체내의 남성 호르몬인 안드로겐이 줄어들어 배란 기능이 회복될 수 있기 때문입니다. 체중 감량은 인슐린 저항성을 줄어들게 만들고, 인슐린이 줄어들면 안드로겐이 줄어들게 됩니다. 환자에 따라 다르지만 '고인슐린혈증'이 있는 경우, 당뇨 약제(레트로졸)를 통해 부분적으로 배란을 되돌리는 효과를 볼 수 있습니다.

치료 전략 역시 단계적으로 접근해야 하는데요. 우선적으로 경구용 배란유도제(클로미펜, 레트로졸)를 시행해 보고, 임신이 어려우면 과배란유도 주사제로 넘어가며, 그때도 임신이 안 되면 체외수정시술 방법을 동원하여 임신 시도를 하는 것이 추천됩니다.

과배란 주사 후, 과수의 난포가 자라면 '복수', '복부팽만감', '난소에 다수의 난포 형성'으로 인한 난소 과자극증후군(OHSS)의 발현 위험성이 있습니다. 또한 '다태아 임신'의 위험성이 있으므로, 과배란유도 주사제 사용 후 이런 증상이 발현한다면 임신 시도 주기를 취소하거나 체외수정시술로 전환하여 다수의 난포를 채취하는 것이 좋은 방법이 될 수 있습

니다. 배아를 획득해 동결하고, 다음 주기에 냉동배아이식술
을 하는 것이죠.

수술적 치료로는 복강경을 이용해 난소표면에 미세한
구멍을 뚫어주는 '난소표면미세천공술(일명 골프공수술)'이 있
습니다. 수술 후에는 월경을 3~4개월에 한 번 하던 여성도
40일 이내의 주기로 바뀌어 월경불순이 교정되고, 배란약제
사용 용량이 줄어들며, 시험관아기시술의 도움 없이 자연 임
신 기회도 높아질 수 있습니다.

E 씨처럼 '무월경', '희발월경', '부정기적 출혈', '다모증',
'여드름', '복부비만' 등이 있는 경우, 정확한 진단과 치료를
받지 않는다면 '난임', '부정출혈', '비만'뿐만 아니라 생명을
위협할 수 있는 '자궁내막암', '당뇨', '고혈압', '지질 장애', '심
혈관계 질환' 등의 위험에도 노출될 수 있습니다. 그러니 당
장 임신 계획이 없더라도 '다낭성난소증후군'과 관련한 내분
비적 문제점이 보인다면, 이를 빠르게 진단하고 치료하며 지
속적인 추적을 해 주는 관리가 필요합니다.

69

남성 난임도 치료가 되나요?

40대인 F 씨 부부는 결혼 6년차에 난임 전문 병원을 찾아왔습니다. 두 사람은 공무원 부부로, 객지에서 따로 생활하면서도 나름대로 최선을 다해 배란 시기에 맞추어 임신 시도를 했다고 합니다. 그러나 임신은 좀처럼 되지 않았고, 이에 부부의 부모님들은 아내인 F 씨가 왜소하고 저체중인 것이 이유라 생각하여 갖가지 민간요법과 한방치료를 권했습니다. 하지만 어떤 한방치료와 요법에도 불구하고 아이는 생기지 않았습니다.

검사 결과, F 씨의 난소 기능은 본인의 실제 나이보다 젊은 35세였습니다. 양측 나팔관 기능도 정상이었으며, 초음파 검사에서도 자궁의 모양이나 난소의 크기, 모양 모두 정상 소견이 나왔습니다. 저는 "남편 분이 한번 와 보셔야 할 것 같습니다."라고 권했습니다.

난임 클리닉을 방문할 때는 부부가 함께 방문하는 것이 시간적으로나 경제적으로나 이점이 많습니다. F 씨 부부의 경우, 남편이 방문하지 못한 이유에는 바쁜 일정도 있었지만 난임의 문제를 부인의 문제로만 생각하는 탓도 컸습니다. F 씨의 남편은 스스로 건강하다 자부하던 사람이었기에, 난임 해결에 있어 비협조적인 태도를 취하고 있었던 것입니다. 오랜 시간 설득한 끝에, F 씨의 남편도 병원에 방문하게 되었습니다.

F 씨의 남편을 처음 본 순간, 남편이 난임의 문제를 본인에게서는 찾고자 하지 않을 만하다는 생각이 들었습니다. 그는 운동선수 출신으로, 100kg에 육박하는 건장한 체격과 체구를 가지고 있었습니다. 저는 어렵게 그를 설득하여 정밀 정액 검사에 동의를 얻었고, 그렇게 나온 검사 결과는 F 씨의 남편에게 큰 충격을 안겨 주었습니다. 남편의 정자는 숫자가 부족할 뿐만 아니라 운동 저하에 기형 저하 빈도까지 심한 '희소정자증'이었습니다. 검사 결과를 받아 든 남편의 얼굴을 잊을 수가 없습니다. 그는 그동안 헛된 방법에 들인 시간에

대한 후회와 난임 원인을 부인에게만 전가해 왔던 어리석음에 대한 자책 등 복합적인 감정이 뒤섞인 얼굴을 하고 있었습니다.

검사 결과를 듣고 서로 한마디도 하지 못하는 부부에게, 저는 "이런 일은 생각보다 정말 많습니다. 그러니 이제 함께 노력하여 극복하기 위한 길을 걸어가시죠."라는 위로의 말을 건넸습니다. 그렇게 F 씨 부부는 서로의 마음을 잘 어루만지기 시작하여 '체외수정시술'과 함께 난자 세포질 내 정자를 주입하는 '미세조작술'을 받았고, 결과적으로 40대가 넘은 나이에 예쁜 아이를 품에 안을 수 있게 되었습니다.

다른 케이스를 하나 더 소개해 보겠습니다.

2016년 어느 추운 겨울, 젊은 몽골인 부부가 우리 병원을 찾아왔습니다. 두 사람은 중국 국경 부근의 자민우드(Zami-in-Uud)라는, 먼 지역에서 마취과 의사로 근무하는 부부였습니다. 결혼한 지 어언 9년째였지만, 임신이 되지 않아 우리 병원을 찾아온 것이었죠. 남편의 경우, 앞선 F 씨 부부와 마찬가지로 임신이 되지 않는 이유가 부인에게 있을 것이라 굳게 믿고 있었습니다. 피임을 전혀 하지 않는데도 임신이 되지 않으니 저를 찾아온 것이었죠.

부인의 진료를 먼저 마친 저는 남편에게 "꼭 정액 검사를 해 보시기를 바랍니다."라고 말하며 검사를 권했습니다. 남편은 처음에는 무슨 말도 안 되는 소리냐며 반발했지만, 절대 자신에게는 이상이 없을 거라 장담하며 검사를 받았습니다. 그러나 결과는 생각 이상으로 심각했습니다. 전체 슬라이드에서 겨우 2마리의 정자가 발견된 것입니다. 남편은 무정자증이 되기 직전의 상태였습니다.

저는 충격에 빠져 할 말을 잃은 부부에게 하루라도 빨리 시험관아기시술을 받을 것을 제안했습니다. 다행히 2개의 좋은 수정란을 얻어 이식할 수 있었지만, 화학임신*이 되어버렸습니다. 다시 시술을 해야 하는 상황이었지만 그 사이 3개월 시간이 흐르며, 남편의 정자 상태는 더욱 심각해졌습니다. 사실상 정자가 거의 없는 상태가 되어버린 것이죠. 이에 저는 '고환조직내 정자세포축출술(TESE)'을 하기로 결정을 내렸습니다. 천만다행으로 고환 조직 검사에서 건강한 정자가 발

---

*   임신 수치는 양성이지만 태반 성숙 과정에서 임신이 종결되는 것.

2장
난임도 치료가 되나요?

견되었고, 좋은 수정란을 이식할 수 있게 되었습니다. 그렇게 부부는 쌍둥이 아들을 낳는 데에 성공했습니다. 몇 번이나 감사하다며 인사하는 남편에게 저는 이렇게 말했습니다. "난임의 극복은 여성만의 아픔이나 문제가 아닙니다. 반드시 부부가 함께 안고 극복해야 하는 문제라는 사실을 잊지 마세요."

난임 치료를 하다 보면 이와 같은 부부들을 보는 일이 적지 않습니다. 많은 남편들이 임신이 되지 않는 이유를 부인에게서만 찾다가, 본인의 책임이었음을 알게 되어 큰 충격과 죄책감을 느끼는 것이죠. 그러나 난임을 이겨 내는 데에 있어 간과하지 말아야 할 것은, '난임 극복의 지름길은 부부가 함께 검사와 치료에 성실히 임하며, 주치의와 한 팀을 이루는 것'이라는 사실입니다.

현대인은 '공해', '환경호르몬', '스트레스' 등 환경적 요인으로 정자 수가 감소되는 추세를 보이고 있습니다. 그리고 이는 곧, 남성 난임 환자도 증가한다는 것을 의미합니다. 실제로 난임의 문제는 33%가 남성에게, 20%가 남녀 양쪽에게 있을 정도로 남성 요인에 의한 경우도 많다는 통계를 보입니다. 하지만 많은 남성이 이 사실을 모르기에, 안타깝게도 난임의 이유를 부인에게서만 찾는 경향을 보입니다. 때문에 저는 병원을 찾아오는 부부들에게 늘 "난임의 극복은 부부의 합심과 주치 의사의 열정입니다."라고 얘기하곤 합니다. 그렇게 환상의 팀을 만들어 난임을 극복하고자 의욕을 더하는 것입니다.

특히나 정자 문제로 자연 임신이 어려운 경우, 인공 수정이나 시험관아기시술 등의 보조생식술을 고려하는 것이 좋습니다. 특히 1990년대 들어 '난자세포질내 정자주입술'과 같은 기술이 개발되면서, 정액이나 고환에서 건강한 정자를 하나라도 얻을 수 있다면 시험관아기시술로 임신이 가능해졌습니다. 이를 통해 과거에는 해결이 불가능했던 많은 남성 난임 환자들이 그토록 원하던 2세를 가질 수 있게 되었습니다.

이러한 보조생식술은 고도의 기술력과 많은 비용이 필요합니다. 그러나 난임 부부에서 남성 쪽의 정확한 진단과 치료가 생략되어 시도할 기회조차 얻지 못하는 경우가 있습니다. 그뿐만 아니라 난임과 연관된 유전적인 이상이 다음 세대로 전달될 가능성도 간과할 수 있습니다. 남성 난임의 원인 중에는 '정계정맥류', '정로폐색', '감염'처럼 어렵지 않으면서도 효과적으로 해결될 수 있는 것들이 많습니다. 그러나 전문적인 검사와 상담이 없을 시, 이런 원인들이 생략되어 2세에게까지도 난임의 원인을 물려 주는 일이 벌어지게 됩니다.

남성 난임을 크게 나누어 보자면, 검사해 보니 정자가 있긴 하지만 숫자나 운동성이 감소되어 있는 '과소약정자증'과 정맥 내에 정자가 하나도 보이지 않는 '무정자증'으로 나눌 수 있습니다. 정액 검사상 정상인 모습을 보이는 환자여도 '항정자항체' 등 면역학적인 문제가 있거나, 정자의 머리 핵 부분의 DNA구조에 문제가 있다면 이 또한 난임의 원인이 될 수 있습니다.

그렇다면 남성 난임의 원인은 어쩌다 생기는 것일까요? 먼저 흔히 진단되는 과소약정자증의 경우, '항정자항체', '호르몬 이상(여성호르몬 FSH 증가)', '농정액증', '잠복고환', '흡연', '음주', '약물', '작업 환경', '사우나', '열성 질환' 등이 원인이나 요인으로 꼽힙니다.

다른 하나인 무정자증의 경우, 정자의 이동 통로가 막혀 오게 되는 '폐쇄성 무정자증'과 고환에서 정자를 생성하는 데에 이상이 있는 '비폐쇄성 무정자증'으로 나뉩니다. 폐쇄성 무정자증의 경우, 남성이 급성 부고환염이나 고환염을 앓은 적이 있다면 심한 염증 후유증으로 (정자의 이동통로가 막혀) 무정자증이 될 수 있습니다. 또한 급성질환이 아니더라도 '요로 감염', '성접촉성 감염', '결핵' 등을 통해서도 무정자증이 될 수 있습니다. 만성적인 무증상 염증으로 통로가 막힐 수 있기 때문입니다.

이러한 폐쇄성 무정자증인 남성은 고환의 크기와 호르몬 이상 유무에 따라 수술적 방법으로 임신 시도를 계획할 수 있습니다. 고환조직 안에 정자세포가 있는지를 확인하고, 정자세포를 냉동 보관하여 체외수정시술 방법을 통해 임신을 시도하는 것입니다.

비폐쇄성 무정자증인 경우에는 조금 다릅니다. 고환 조직 검사에서 세정관 내 정자 형성 과정이 없거나 비정상적일 경우 이 확진을 받게 되는데요. 비폐쇄성 무정자증의 대표적인 원인으로는 '잠복 고환', '심한 정계정맥류', '항암 치료 후 상태', '유독 물질 또는 유독 환경 노출', '클라이네펠터증후군 등의 염색체 이상'이 꼽힙니다.

정자와 난자의 생성 과정에서 분열이 일어날 때 이상이 나타나게 되면, 결과적으로 2세에서 염색체 수가 증가하거나 구조적 변이가 일어나 정자생성에 문제를 일으키는데요. 이에 따라 무정자증 남성 난임 환자가 되는 것입니다. 이 외에

77

도 'Y염색체미세결실'[※]에 인해서도 무정자증이나 심한 과소약정자증이 나타나곤 합니다.

문제는 남성 난임의 원인이 앞에 열거한 것으로부터 발견되지 않는 경우가 많다는 것입니다. 그 이유는 정자 형성 과정에 수많은 유전자와 조절 인자가 관여되기 때문입니다. 현재의 진단 방법으로는 아직 남성 난임의 원인의 일부만 알 수 있습니다. 남성 난임의 약 25%는 원인 미상입니다.

다행히도 남성 난임 치료는, 정확한 진단에 근거하여 적절한 치료를 적용하기만 한다면 좋은 결과를 얻을 수 있습니다. 먼저 과소약정자 환자인 경우, 정계정맥류는 수술적으로 교정이 가능한 가장 대표적인 남성 난임 케이스입니다. 정계정맥류로 인한 과소약정자 환자는 남성 난임 환자의 약 40%에서 발견되는데요. 수술을 통해 60% 이상의 환자들로부터 정액 개선이 발견되며, 자연 임신율 또한 약 40%에 이릅니다.

수술적 치료가 아닌 약물 치료의 경우, 확실하게 치료가 된 원인이 있을 때 사용되는데요. 여기에는 '칼만증후군'과 같이 식상하부 호르몬 장애가 있는 경우나 고프로락틴 혈중,

---

※   Y염색체 장완에 위치한 AZF라는 정자 형성 관련 유전자가 소실된 경우.

1부
난임

선천성 부신증후군, 갑상선기능저하증(갑상샘저하증)과 항진증 감염으로 인한 농정액증, 항정자항체, 역행성사정 등이 해당됩니다. 원인 미상인 남성 난임 환자들의 경우에는 클로미펜이나 성선자극호르몬 등이 경험적인 치료법으로 사용되기도 합니다.

남성 난임 환자들에게 치료만큼 중요한 것은 다름 아닌 생활 및 환경 개선입니다. 이는 생활 습관과 환경을 개선하는 것이 남성 난임 환자의 가임 능력 개선에 가장 기본이 되면서도 중요한 요소이기 때문입니다. 예를 들자면 금연, 금주, 적절한 운동이 필요하고, 타이트한 내의를 착용하지 않는다거나 사우나, 반신욕, 무더운 작업장 등 피하기 등 온도가 높은 장소 피하기 등이 있겠습니다.

보조제 역시 도움이 될 수 있습니다. 비타민 C, 비타민 E, 글루타치온, 아연 제재 등의 항산화제는 난임의 원인이 되는 과다한 활성화 산소를 제거해 주므로 임신 가능성을 높여 줄 수 있습니다. 그러나 이러한 모든 방법으로도 효과를 보지 못하고 특별한 원인 역시 발견되지 않는다면, 그때는 난임 전문의의 도움을 받아 '인공 수정'이나 '시험관아기시술'을 받아 보길 추천합니다.

난임 부부를 위한 지원 개편

정부는 난임 부부의 경제적 부담을 줄이고 보다 안정적인 치료를 받을 수 있도록 지원 정책을 확대하였습니다. 특히, 기존에 적용되던 연령 제한을 폐지하여 더 많은 부부가 지원을 받을 수 있도록 개선하였으며, 시술 과정에서의 비용 부담을 줄이기 위해 보건소 추가 지원을 강화하였습니다.

적용 대상(출산 당)	건강보험	보건소 추가지원
체외수정 – 신선/동결(20회)	본인부담 30%	최대 110만 원
		최대 50만 원
인공수정(1~5회)		최대 30만 원

완화된 난임 부부 수술비 지원 사업[*]

난임 시술을 통해 출산한 뒤에 추가적으로 임신을 원할 경

[*] 보건복지부, 국민건강보험, 건강보험심사평가원의 자료를 바탕으로 작성한 것.

우, 기존에 받은 지원 횟수는 전부 차감되며 새롭게 25회의 기회가 주어집니다. 난임 부부 시술비 지원 사업도 기존에 받은 지원 횟수는 전부 차감되며, 새롭게 25회의 지원 기회가 주어집니다.

예를 들어 '체외수정 5회 차에 임신에 성공하여 23년 2월에 첫째를 출산한 뒤, 둘째 임신을 위해 24년 10월 기준으로 체외수정 8회 차를 진행 중'이라면, 기존에는 '체외수정 총 8회 사용 중'이었겠지만 11월 1일부터는 '첫째 5회를 제외한 둘째 3회만 반영'하여 '체외수정 3회'에 해당합니다. 더불어 기존에는 '45세 이상의 여성에게 50%의 본인부담률'이 적용되었지만 11월 1일부터 나이와 상관없이 모든 난임 시술에 대해 30%의 비용만 부담하면 됩니다.

시술 중단의 경우, 의학적 사유(의료진 판단)에 의한 비자발적 난임시술 실패·중단은 '공난포만 채취한 경우(난자 미채취)' 혹은 '성숙한 난자 없이 미성숙 난자 또는 비정상 난자만 채취되어 수정 가능한 난자를 획득하지 못한 경우'에 한합니다. 또한 본인부담금 합계액의 90% 내에서 신선배아는 최대 110만 원, 동결배아는 최대 50만 원(비급여 및 약제비는 신청 불가)의 정부 지원을 받을 수 있습니다.

3장

난임 부부로 살아간다는 것

난임 휴가 1년, 현실은 어떤가?

과거에 비하면 난임 치료에 대한 사회적 합의와 지원이 많이 발전되었습니다. 아무래도 시간이 흐르면 흐를수록 맞벌이를 하는 부부가 증가했고, 여성이 직장에서 커리어를 쌓아 좋은 위치에 올라가는 경우도 과거에 비해선 훨씬 많아졌지요. 여성이 임신과 출산, 육아 등으로 경력이 단절되지 않도록 점점 더 많은 부분 지원을 하는 추세입니다. 여성 자신도 쉽게 직장을 내려놓지 않으려고 하고요.

그런데 난임 치료는 그 특성상 월경주기에 따른 배란 관찰이 필요하고, 시간과 일정의 제약을 받기 때문에 여간 스트레스가 아닙니다. 상황이 이러하다 보니 많은 직장인 신분의 난임 부부들이 아이를 갖기 위해 노력하는 과정을 힘들어합니다. 아무래도 동료들과 같은 업무 시간을 공유하고 부담하는 것이 공정하게 여겨지다 보니, 아이를 갖기 위해 노력하느라 직장 일을 그만큼 못하는 경우가 생기게 되면 미안한 마음이 쌓여 부담감이 생길 수밖에 없는 것이죠.

나름 난임 의사로서 연륜이 쌓이고 직장 여성에 대해 최대한 배려할 방법이 없을까 고민을 하다 보니 그들이 일하는 평일이라도 진료를 받을 수 있도록 시간을 주면 어떨까 싶었습니다. 그렇게 해서 만들어진 것이 7시 30분 모닝 진료와 점심시간 예약 진료입니다. 진료는 의사 혼자 할 수 없는 것이기에 협조가 필요한 원무과, 검사실, 외래 간호사들의 출근 시간과 근무 시간을 조정하는 일에 모두의 동의가 필요했습니다. 설득 끝에 환자를 배려하는 마음으로 모두 합의를 해 주었고, 직장인 환자 진료가 훨씬 편리해졌습니다.

그럼에도 불구하고 직장인들이 난임 휴가를 편안하게 사용하며 치료를 받기는 여전히 쉽지 않습니다. 최근 공공 기관, 기업 근무자, 공무원, 교직원의 경우 난임 휴가가 최대 1년까지 가능해지면서 관련 휴가서를 요청하는 사례가 늘어나고 있습니다. 하지만 난임 치료의 과정과 극복 시점을 미리 예측할 수는 없습니다. 그럼에도 불구하고 기관의 인사 담당자들이 휴가 기간을 반드시 1년으로 명시하라고 요구하는 경우가 많아, 오히려 난임 부부들에게 부담을 주고 있습니다.

진단서 발급은 의사의 고유 권한이자 책임의 영역입니다. 해당 기관에서 1년간 난임 휴가를 허용하는 규정을 마련했다면, 담당자들은 이를 단순한 행정 절차로만 접근할 것이 아니라, 난임 부부들의 현실적인 고충을 충분히 이해하려는 태도를 가져야 합니다. 더불어 환자를 통해서 의사에게 진단서 발급에 내용 문구까지 요구하는 결례를 범하는 일은 피해야 할 것입니다.

오지랖이 아닌 진심이 필요합니다

난임 환자들 중 그 원인이 난소 기능에 있는 환자일 경우(습관성 유산이나 반복착상 실패인 경우도 비슷합니다), 남편보다는 친정어머니와 함께 병원을 방문하는 케이스가 흔합니다. 아무래도 어머님의 입장에서 딸의 난소 상태에 대해 죄책감을 갖고 계시곤 하기 때문인데요. 그러다 보니 저는 많은 어머니들로부터 "선생님, 제발 저희 딸 좀 도와주세요."라는 말을 자주 듣습니다.

그렇다면 난임 환자들에게 있어 지인들이 줄 수 있는 가장 큰 도움은 뭘까요? 그건 바로 환자에게 자신감을 심어 주며 긍정의 힘을 주는 것입니다. 물론 가장 우선되어야 하는 것은 환자가 자신의 상황을 정확하게 이해하고 전문가와 함

87

께 상담하여 치료에 임하는 것이겠죠. 하지만 이 부분은 환자와 주치의의 영역입니다. 종종 응원이 아닌 오지랖으로 환자에게 부정적인 영향을 미치는 환자 주변인을 보게 되면 더욱 그런 생각이 들곤 합니다. 의사도 아닌 사람의 영향으로 인해 환자가 잘못 휘둘리다가 더 안 좋은 상황을 맞게 되는 일이 생기곤 하기 때문입니다.

난소 기능 부전은 그 원인이 매우 다양할 뿐만 아니라, 때로는 원인을 밝힐 수 없는 경우일 때도 있습니다. 따라서 그만큼 전문의의 정확한 진단과 치료가 중요합니다. 하지만 주변인들의 다양한 권유로 인해 치료에 부정적인 상황이 생기는 경우가 있습니다. '보조제', '한약', '민간요법' 등 어떻게든 도움을 주고자 하는 마음이 환자에게 악영향을 주게 되는 것입니다.

여기서 저는 30년을 난임 전문의로 살아온 사람으로서 단호하게 말해드리려고 합니다. 난소 기능 부전을 반전시킬 수 있는 치료 약제는 없습니다. 따라서 환자의 난소 기능 부전에 도움을 주고자 한다면, 환자의 생활 및 환경적인 부분 개선을 케어해 주고자 노력하는 것이 훨씬 큰 도움이 됩니다.

88

비만, 운동 부족, 내과적 질환, 술, 담배, 인스턴트 식품 섭취 등에서 벗어나 건강한 임신을 위한 건강한 몸을 만들 수 있도록 돕는 것이지요.

치료의 성공적인 극복을 위해서는, 정확한 치료와 원칙적 접근이 가장 중요합니다. 그렇게 제대로 된 과정을 밟는 것이야말로 성공적인 임신과 출산의 지름길이기 때문입니다. 지인들의 진심 어린 응원은 환자에게 매우 중요합니다. 하지만 조금 전에도 말씀드렸다시피, 가장 중요한 것은 정확한 진단과 치료 과정입니다. 그리고 이 과정에서 가장 큰 힘이 되는 것이 지인들의 응원입니다.

난임을 극복하기 위한 과정은 환자 부부에게 있어 그야말로 고행길과 같습니다. 그러니 만약 당신이 난임 환자의 지인이라면, 그들이 걸어가는 길을 잃지 않고 끝까지 도달할 수 있도록 진심 어린 위로와 응원을 해 주기를 바랍니다. 그 진심이야말로 환자에게 가장 필요하고 힘이 되는 도움입니다.

3장
난임 부부로 살아간다는 것

어쩔 수 없는 상실 마주하기

2005년. 나의 둘째 누님이 자궁내막암을 진단받으셨습니다. 당시 폐경으로 호르몬 치료를 수년째 받고 계셨는데 자궁근종이 몇 개 있었지만 수술할 정도의 크기는 아니었기에 내소견대로 관찰 중이었습니다. 그러던 중에 부정출혈이 있어 저에게 또다시 궁금증을 문의하셨습니다. 하지만 저는 대수롭지 않게 생각하고 호르몬 치료를 하니 종종 그럴 수 있다며 안심을 시켰습니다. 그러나 누님은 몇 달째 증상이 반복되었습니다. 그리고 자궁내막 조직 검사 후 자궁내막암 진단을 받으셨습니다.

산부인과 전문의 동생이 있는데도 부인암을 진단받았다는 사실에 제 마음도 무너졌고, 당시 누님도 제게 많이 서운

했을 것입니다. 그런데도 나중에 투병하는 동안 동생인 제 사진을 보며 십자수를 한 뜸 한 뜸 떴다는 사실을 알게 되었습니다. 20여 년이 지난 지금까지도 제 진료실 한쪽 벽에는 누님의 작품인 십자수가 걸려 있습니다.

여성에게 있어 부인암은 누구 할 것 없이 가능성을 배제할 수 없습니다. 저는 난임 치료를 하러 왔다가 난소암, 자궁경부암, 자궁내막암, 유방암, 갑상선(갑상샘)암 같은 부인암이나 자가 면역 질환 진단을 내리게 되는 아이러니한 상황을 맞이할 때가 꽤 많았습니다. 좋지 않은 결과로 운명을 달리하는 안타까운 경우도 있었고, 암을 극복한 후 난임 치료에도 성공해 예쁜 아기를 낳은 좋은 경우도 있었습니다. 난임 치료를 하러 왔지만 부인암 진단을 받게 된다면, 난임 치료라는 목적이 아닌 질병을 치료하는 것을 우선순위로 둘 수밖에 없습니다. 따라서 반드시 미리 검사를 해서 자신의 상태를 알고 있는 것이 중요합니다.

40대인 H 씨는, 이틀 정도면 월경이 끝날 정도로 평상시 월경량이 매우 소량이었다고 합니다. 검사 결과 의외로 난소 기

3장
난임 부부로 살아간다는 것

능은 연령보다 젊었기에, 매번 훌륭한 배아를 선택해 배아이
식술을 시행할 수 있었는데요. 하지만 2년 동안 체외수정시
술을 6번 시행한 결과, 모두 임신착상 실패라는 결과를 맞이
하고 저희 병원을 떠났습니다.

얼마나 시간이 흘렀을까요? 어느 날, 저는 갑자기 병원
을 찾아온 H 씨 부부로부터 기쁨으로 가득 찬 소식을 들을
수 있었습니다. 여름휴가 동안 마음먹고 임신을 시도한 끝에
마침내 그토록 원하던 임신에 성공했다는 것이었죠! 저 역시
어찌나 기뻤던지 H 씨 부부와 손을 맞잡고 눈물을 나누며 기
쁨을 함께했습니다. 그렇게 H 씨 부부는 우리 병원에서 케어
를 받기 시작했습니다.

두 번의 임신 혈액 검사 결과 수치(베타에이치씨)는 만족스
럽게 상승했고, 일주일 뒤에는 태낭이 확인되었으며, 그 다음
일주일 뒤에는 태아의 모습이 초음파 영상에 보이기 시작했
습니다. H 씨 부부는 초음파 검사를 할 때면 불안과 걱정이
가득한, 긴장한 표정으로 "아기집이 어떤가요?", "심장은 뛰
고 있나요?", "건강할까요?"라고 묻곤 했습니다. 검사가 끝나
면 초음파 아기 사진을 손에 쥐게 되면, 금방이라도 울 것 같
던 두 사람의 모습이 지금도 생생합니다. 아무래도 임신을 성

92

공하기 전까지 겪어온 다양한 상실감들이 임신 소실이 일어나진 않을까 하는 두려움을 안겨 준 탓이었을 것입니다.

그러던 중… 그날이 오고야 말았습니다. 임신 7주 초음파 소견에서, 태아의 심장박동이 서맥 소견이 나온 것입니다. 서맥이란 태아의 심장박동수가 분당 110회 이하인 것으로, 저산소증 후기 증상임을 의미합니다.

'임신 8주만 안전하게 넘기면 80~90%는 성공적인 임신을 확인할 수 있을 텐데….' 부부는 이런 제 마음을 읽은 듯 초음파 속 태아가 아닌 제 얼굴을 뚫어져라 쳐다보고 있었습니다. 그리고 제 불안한 표정을 읽었는지, 여러 질문을 쏟아내기 시작했습니다. 하지만 저는 아직 계류유산*의 가능성을 이야기할 때는 아니라고 생각되었기에 "2~3일 후에 태아 상태를 다시 보겠습니다. 다만 지금 소견으로는 임신 주수보다 크기가 작고 심장 뛰는 것이 약해 보입니다."라고 답하는 것으로 진료를 마쳤습니다.

결과적으로, H 씨 부부는 임신을 종결하기로 하고 소파

＊ 임신이 되고 초음파에서 아기집도 보이지만 발달 과정에서 태아가 보이지 않는 경우. 혹은 임신 초기(일반적으로 20주까지)에 사망한 태아가 유산을 일으키지 않고 자궁 내에 잔류하는 경우.

3장
난임 부부로 살아간다는 것

술을 받기로 결정했습니다. H 씨가 힘없는 목소리로 "그래도 한 달 동안 처음으로 임신부로서 정말 행복했어요. 원장님, 저 다음에는 꼭 건강한 아이를 가질 수 있겠죠?"라고 묻던 것이 기억납니다. 저는 눈물을 꾹 참고 그녀에게 말했습니다. "물론입니다. 무엇보다 이번 임신을 통해 걱정이 많았던 H 씨의 자궁벽이 아이를 품을 수 있다는 사실이 증명되었으니까요. 다음번에는 꼭 임신에 성공하실 수 있으리라 확신합니다."

다른 케이스를 하나 더 소개해 보도록 하겠습니다.

우리 병원을 찾아온 I 씨는, 난소 기능 저하로 인해 체외수정술을 시도했고, 힘겹게 한두 개의 난자를 얻을 수 있었습니다. 그렇게 가장 훌륭한 수정란 3개를 목표로 2년이 넘게 기다린 끝에, 결국 배아 이식으로 기적처럼 임신 소식까지 얻어낼 수 있었습니다. 당시 I 씨 부부는 물론이고 다른 가족들까지 환호성을 지르던 모습이 눈에 선합니다.

그러나 안타깝게도 I 씨 부부는 계류유산 결과로 소파술을 하게 되었습니다. 태아 염색체 결과, '다운증후군' 진단이 내려졌기 때문이었죠. 지금도 I 씨 부부가 소파술을 받은 후 외래진료실에서 부부 상담 중에 했던 말에 억장이 무너지는 듯합니다.

"선생님, 우리 부부는 다운증후군 아이였더라도 꼭 키워 보고 싶은데…." 그야말로 아기에 대한 간절한 소망이 담긴 말이었기에 더욱 가슴이 찢어집니다. 그렇게 소파술을 치른 후… I 씨의 초점 없는 눈에서 흐르던 눈물이 잊혀지지가 않습니다.

이처럼 난임 환자들에게는 어쩔 수 없는 이별을 해야만 하는 경우가 생기곤 합니다. 그 이별을 감당하는 일은 그 누구에게도 쉽지 않을 것입니다. 의사인 저 역시 마찬가지입니다. 특히 난임 치료를 받는 부부들이 기본적으로 가진 두려움은 이런 상황을 맞닥뜨릴 때 더 커질 수밖에 없습니다.

하지만 그럴수록 더 긍정적으로 생각하라고 말해주고 싶습니다. H 씨의 사례처럼 비록 기다리던 아기와는 만나지 못했지만, 임신이 가능하다는 사실을 알게 된 것만으로도 다시 시도해 볼 이유가 생긴 셈이니까요. 이런 사례들을 볼 때마다 한 사람 한 사람 조금이라도 더 좋은 결과가 나올 수 있

3장
난임 부부로 살아간다는 것

도록 최선을 다해야겠다는 다짐을 하게 됩니다. 그토록 기다
린 만남이 뜻하지 않은 이별로 이어지지 않도록 최선을 다하
는 것이 저와 같은 의사들의 소명일 수도 있으니까요.

1부
난임

해외 난임 부부의 치료

해외에서 난임 치료를 위해 한국으로 방문하는 경우, 환자나 의사나 양측 모두 부담을 안게 되곤 합니다. 환자가 해외에서 온 경우, 체외수정시술 과정만 하더라도 최소 1개월이 걸리므로 경제적인 부담이 있을 뿐만 아니라 부인은 배란유도를 위해 한국에서 진료를 보는 것과 달리 남편은 정자 제공 날에만 체류하는 등 불편한 점이 많기 때문이죠. 또한 자국이 아닌 타국에서 치료를 받는 만큼 심리적인 부분에서도 세심한 케어가 필요한 부분도 있습니다.

물론 장점도 있습니다. 해외에서 방문하는 환자들의 경우 대부분 우리나라 부부보다 연령이 어리기에 임신 성공률이 국내 환자들보다 높은 편이며, 주변인들의 개입이 없어 환자나 의사 모두 치료에만 집중할 수 있다는 장점이 있습니다. 그럼 다음 케이스를 통해 해외 난임 부부의 사례를 소개해 보도록 하겠습니다. 앞선 파트에서 잠시 언급했던, 자녀의 이름을 제 이름 'Choi'와 연관된 'Ciel(CL)'로 지은 몽골인 부부의 이야기입니다.

이야기의 주인공인 몽골인 부부는 10년이라는 시간 동안 아이를 갖고자 노력했습니다. 하지만 임신이 되지 않았고, 수소문 끝에 우리 병원에 원격화상(畫像) 진료 상담을 신청했습니다. 부부의 이야기를 듣던 중, 저는 한 가지 사실을 알게 되었습니다. 몽골에서 만난 의사가 남편에게 정액 검사를 받아 볼 것을 이야기했지만, 그는 이를 거부했다는 것이었죠. 그렇습니다. 이 남편 역시 난임의 이유를 부인에게서만 찾으며 자신은 절대 아니라는 오판을 하고 있는 사람이었습니다.

　　마침 제가 몽골에 방문할 기회가 있어서 현지 병원에서 부부와 전문적인 난임진료 상담을 시행했고, 부인의 난소 나이를 측정함과 동시에 남편의 정액 검사도 시행했습니다. 결과는 암담했습니다. 아내의 난소 기능은 난자 공여를 받아야 할 정도로 좋지 않았고, 남편의 정자에서는 무정자증 증상이 발견된 것입니다. 그러나 부부는 이런 결과를 받아들이지 못했고, 끝끝내 재검사를 받은 뒤에야 땅이 꺼져라 한숨을 쉬며 결국 현실을 받아들였습니다. 부부와 저는 하루라도 빨리 한국으로 이동해 고환조직검사를 하고, 폐쇄성 무정자증 여부를 확인하기로 했습니다. 그렇게 부부는 한국으로 왔고, 남편은 고환조직 내 정자 세포 축출술(TESE)을 받았습니다.

검사 결과, 다행히도 정자가 확인되어 부부는 시험관아기시술을 받게 되었습니다. 부인에게서도 노력 끝에 겨우 3개의 난자를 얻을 수 있었고, 좋은 수정란 하나가 나왔습니다. 그리고 저는 양질의 수정란 획득을 위해 부부에게 수정란을 냉동 보관할 것을 제안했습니다. 수정란을 더 모아 베스트 3개 정도를 함께 이식 받으면 착상 성공률이 높아질 것이라 생각했기 때문입니다.

그러나 부부는 단호했습니다. 무조건 수정란을 이식하고 싶다고 강하게 주장한 것입니다. 두 사람의 고집을 꺾을 수 없던 저는 결국 부부의 바람대로 2번의 반복 시술이 이루어졌고, 결과는 실패로 끝났습니다. 곧장 3회 차 시도에 들어갔지만, 이미 상황은 난자를 키우는 것조차 어려워졌기에 부부는 쓰라린 실패만을 안고 몽골로 돌아가게 되었습니다.

3장
난임 부부로 살아간다는 것

시간이 흘러 어느 날, 한동안 소식이 끊겼던 부부는 다시 우리 병원을 찾아왔습니다. 부부가 전 재산을 담보로 대출을 받아서 다시 찾아 온 것입니다. 그 말이 거짓이 아님을 증명하듯, 부부의 눈에는 아이를 갖고야 말겠다는 굳은 결심이 서려 있었습니다. 그리고 이런 부부의 마음에 하늘이 감동했는지, 기적이 일어났습니다. 4회 차의 재시도에서 2개의 난자를 얻을 수 있었고, 이 두 난자 모두 수정란 등급에서 최상 등급을 받았습니다. 저는 즉시 배아이식술을 시행했고, 그렇게 이루어진 임신 시도는 성공했습니다.

"축하합니다! 임신에 성공하셨습니다." 저의 축하 인사에 부인은 손을 덜덜 떨며 기쁨의 눈물을 흘렸습니다. 펑펑 울며 연신 감사하다 말하던 그녀의 모습이 지금도 눈앞에 선합니다. 그렇게 부부는 두 아이를 품에 안을 수 있었고, 아이들의 이름을 남자아이는 Choi로 여자아이는 Ciel(CL)로 명명했습니다. 그리고 현재, 두 사람은 난임으로 고통 받고 있는 이들에게 희망의 전도사가 되어 다양한 활동을 이어 가고 있습니다.

1부
난임

여성의 건강을 지키는 난임 치료

우리 병원에서는 매달 셋째 주 수요일에 난임 환자 체외수정 시술 후 임신성공 결과를 발표하고 토론을 합니다. 평균 임신 성공율이 50% 이상이니 늘 만족스럽지만 어느 날 병원장으로서 주치의당 임신 성공율을 분석해 주면 좋겠다고 의견을 제안했습니다. 그렇게 난임 스텝 6명의 임신율 데이터를 이름을 가린 채 보여 주었습니다. 그런데 유독 한 사람만 수치가 낮아서 누구인지 확인해 보니 내 자신이었습니다. 이 사실이 너무 충격적이어서 컨퍼런스 시간 내내 눈 앞이 깜깜했습니다.

연구실장의 설명과 응대를 들고서 비로소 내가 우리 환자랑 너무 어려운 시도를 하고 있음을 깨달았습니다. 체외수정시술을 받는 내 환자들 중에는 고령 여성 환자, 반복 착상 실패 환자, 난소 기능 저하 환자들이 대다수여서 젊은 환자나 신환자도 추가되는 경우가 많지 않았습니다. 임신 결과를 기다리는 시술 환자가 대다수를 이루니 임신을 성공한 졸업생이 적었던 것입니다.

진료에 연륜이 쌓이다 보니 어려운 환자 고령 환자가 나를 주치의로 선택해주는 것들이 힘에 부칠 때도 있습니다. 그러나 이것 또한 영광으로 생각하고 상처가 많은 난임 환자의 주치의가 되어주고자 기꺼이 자청합니다.

난임 환자들은 오랫동안 저를 만나다 보니 가족 같은 기분이 들어서 자꾸 제가 머릿속에 떠오르게 된다고 합니다. 감사한 일이지만, 주치 의사로서는 임신 성공으로 빨리 치료 시도에서 졸업하고 아이를 데리고 와서 사진 찍고 축하해 줄 수 없어 미안한 마음이 커집니다. 사실 난임 의사들이 겪는 감정도 환자들이 겪는 감정과 한 치도 다르지 않는 것 같습니다. 아이를 무사히 배고 출산하는 분들이 빈번할수록 주치 의사에게 엔도르핀도 많이 나오는 것은 어쩔 수 없습니다. 그만큼 진심으로 응원하고 돕고 싶은 마음이 크기 때문이라고 생각합니다.

102

때로는 난임 치료 과정에서 부부와 가족과의 갈등을 느끼거나 여성이 심리적 지지를 받지 못하는 경우를 꽤 보게 됩니다. 스트레스는 난임에 결코 좋은 영향을 주지 못합니다. 그래서 저는 시간을 따로 만들어서라도 한 팀을 만들어 보기 위해 노력했고, 대부분 설득도 가능했습니다. 다만, 난임 환자 중 여성의 나이가 고령(40세 이상)인 경우, 난소 기능 저하된 경우, 젊은 여성인데도 과거에 자궁이나 난소와 관련된 수술 과거력이 있어서 난소가 손상 받은 경우나 자궁내막이 손상되어 착상에 불리한 경우는 치료 극복이 무척 어렵습니다.

요즘에는 건강검진 수검률이 높아져서 조기 여성암 진단을 받고서 난임 극복을 걱정 하는 환자들도 늘고 있습니다. 이번 이야기는 난임 치료 후 성공적인 분만으로 예쁜 아들을 얻고서 행복한 시간을 보내다가 뜻하지 않은 부인암 발병으로 슬픈 이별을 맞게 된 한 부부의 스토리입니다.

2015년의 어느 날, 44세 몽골인 환자가 찾아왔습니다. 두툼한 진료 파일을 손에 들고서 외래 문을 조심스레 열고 들어온 그녀는 초조함과 절박함이 담긴 눈빛을 하고 있었습니다.

"저는 생리가 거의 없어요. 의사 선생님 말씀이, 난소 기능도 별로라고 하시더군요." 그녀는 이미 폐경이 된 상태지만, 마지막으로 임신 시도를 해 보고 싶다고 말했습니다.

"죄송합니다만, 이 경우에는 성공률이 거의 없습니다." 나는 냉정히 말했습니다. 성공률이 희박한 상태에서 헛된 희망을 주어서는 안 되기 때문입니다. 하지만 애원하다시피 하는 환자의 소원을 전적으로 거부할 수는 없어서 수락하는 대신 단서를 달았습니다. "좋습니다. 그렇다면 체외수정시술을 한번 해 보겠습니다. 그렇지만, 이것이 실패하면 난자 공여자의 도움을 받는 게 좋습니다."

그렇게 1차 체외수정시술을 시도했고, 운이 좋아서인지 좋은 수정란 1개를 얻었습니다. 2차 시도에서는 두 개의 좋은 수정란을 얻을 수 있었지요. 그러나 배아이식술을 해 주었으나, 임신 착상에는 실패하고 말았습니다.

난임 의사인 내가 처음부터 예상했듯이, 무리한 임신 시도에 의한 체외수정시술이었던 것만은 분명했습니다. 환자의 요구를 냉정하게 거절하지 못했다는 자책감과 함께 왠지 떳떳하지 못하다는 생각이 들었습니다. 그러나, 환자는 나를 오히려 위로해 주었습니다. 그리고 제안했던 단서대로, 난자 공여자의 도움을 받기로 결심했고, 다행스럽게도 남동생의 부인이 제공해준 난자를 통해 한 번에 임신착상에 성공했습니다. 임신 중에 당뇨가 심해지면서 임신 중독증 등 합병증이 초래되었지만 임신 30주 때, 대학병원으로 옮겨져 응급 제왕절개를 통해 예쁜 사내아이를 낳았습니다.

이 일을 한동안 잊고 있던 어느 날, 그녀가 남편과 함께 백일 된 아들을 안고 외래에 방문했습니다. 그녀는 그동안의 일들을 얘기해 주었습니다.

"선생님, 대학병원에서 응급 수술을 받고, 아이가 인큐베이터의 도움을 받느라 병원비가 천오백만 원이나 나왔습니다. 한동안 돈을 갚을 때까지 한국에 있을 것 같습니다. 그래도 이제는 참 행복합니다." 이렇게 말한 부부는 꼬질꼬질한 구겨진 봉투에 오래 보관한 것 같은 몽골 초콜릿 선물을 내밀었습니다. 초콜릿 모양을 보니, 시간이 꽤 지났는지 약간 변형이 된 듯하였습니다.

그들 부부는 가끔 병원 주변에서 나란히 아이를 데리고 산책을 하곤 했습니다. 아이를 바라보는 부부의 얼굴은 늘 행복해 보였지요. 타국에서 임신 시도를 하기 위해 보냈던 시간들이 보람으로 영글어 가는 모습을 보니 참 좋았습니다. 그들

3장
난임 부부로 살아간다는 것

로서는 만만치 않았을 병원비, 운명에 굴하지 않는 열정적인 모습, 이 모든 험로와 모험의 순간들을 헤쳐 온 부부의 노고가 헛되지 않았다고 생각하니, 마음속의 안개가 걷히는 듯했습니다. 그녀는 지역 몽골식당에서 만두를 만들고, 남편은 아침부터 밤까지 쉴 새 없이 노동하면서 빚을 갚은 뒤 고향으로 돌아갔습니다.

7년이 지난 후 어느 날 새벽에 페이스북 메신저를 보니 그 환자의 동영상 하나가 와 있었습니다. 반가운 마음에 영상을 오픈했는데 중환자실에서 투병하고 있는 환자가 초췌한 얼굴 모습으로 내게 육성 메시지를 힘없이 말하고 있었습니다. 통역을 통해 알게 된 사실은 어렵게 얻은 아들과 부부는 행복하게 지내다가 유방암 진단을 받았다는 것입니다. 그녀는 삶의 시간이 얼마 남지 않은 위중한 상황에서 마지막으로 Dr. Choi에게 감사 메세지를 영상으로 남기고 세상과 작별했습니다.

지난날 난임극복을 위해서 혼신을 다했던 환자 얼굴이 눈앞에 선하게 펼쳐지면서 정작 자신의 건강을 지키지 못했던 환자가 너무 불쌍했고, 내게는 난임 의사로서 너무 슬픈 기억으로 가슴에 남게 되었습니다.

1부
난임

난임 극복은 결코 여성의 건강보다 더 우선이 될 수 없습니다. 따라서 난임 치료에 임하는 여성들에게 나는 꼭 건강검진을 권유합니다. 부인과 진찰과정에서는 자궁경부암, 자궁내막암, 난소암 경우 추적이 가능하지만 갑상선암, 유방암, 내과적인 질병이 있는 경우를 간과할수 있기 때문입니다. 치료 과정에서 다양한 호르몬 제제 사용이 빈번하기 때문에 꼭 필요한 과정이기도 합니다.

물론 종양학을 전공한 의사 입장에서는 수술과 항암, 방사선 치료를 서두르고 싶을 것입니다. 그러나 난임의사 입장에서는 항암 치료 후 생식세포의 손상들은 좀처럼 정상으로 회복이 불가능하기 때문에 수태 능력 보존을 위하여 난자 냉동이나 냉동수정란 확보를 한 다음 암 치료에 임하시도록 환자와 종양 전문 의사에게 권유하게 됩니다.

일반적인 난임 문제로 치료에 임하는 부부들 경우에는 임신 성공에 도달하는 길목이 대체적으로 순탄합니다. 그러나 특별히 복잡한 문제로 난임 극복에 발목이 잡혀 있어 치료에 어려움이 있는 부부들 경우도 상당하지요. 그러나 그들이 또한 아기를 갖고자 하는 마음들은 한 치도 다르지 않습니다. 임신 시도 과정의 능선이 비록 가파르고, 굴곡이 있고,

수심이 깊은 계곡들을 만날 수 있음에도 불구하고 담당 의사가 임신 성공을 위해서 초지일관 흔들리지 않은 모습으로 환자 부부의 용기와 좌절감을 고려하며 따뜻한 어루만짐이 필요한 이유가 여기에 있습니다.

곧, 난임 의사는 의료 기술은 물론이고 심리학, 설득학을 깊게 공부해야 합니다. 간절한 소망을 가진 이들과 소통하는 데 있어 때로는 다정하게, 때로는 단호하지만 따스하게 접근하며 환자의 마음에 공감하고, 어려운 순간에도 희망을 잃지 않도록 지지하는 것이 난임 의사의 중요한 역할일 것입니다.

4장

지혜롭게 대처하는
난임 심리 가이드

나의 감정 받아들이기

치유의 시작은 바르게 인지하는 것입니다

난임 치유의 시작은 정확한 원인 진단입니다. 특히 젊은 부부일수록 여성에게만 문제가 있다고 생각해서 정확한 진단 없이 갖가지 민간요법이나 약제로 해결하려는 경우가 많은데요. 이렇게 잘못된 해결법만 찾다가 한참 시간이 지난 뒤 제대로 된 원인(남성의 정자 문제 혹은 여성의 나팔관 문제)을 알게 될 경우, 지난 노력과 시간을 헛되이 날려버린 것이나 다름없다는 사실에 큰 상실감과 허탈함을 느끼게 됩니다.

따라서 임신을 위해 노력함에도 아이가 생기지 않는다면, 나이와 상관없이 최대한 빨리 정밀 검사를 받아야 합니다. 경우에 따라서는 하루라도 빨리 체외수정 시도를 해야 할 수 있기 때문이죠. 예를 들어 난소의 기능이 심각하게 저하되어 있는 경우라면 더 늦기 전에 체외수정을 얼른 시작해야 합니다.

비전문가들, 특히 주변인들의 의견은 듣기에는 손쉽고 희망적으로 들릴 수 있지만, 제대로 된 치료를 위한 과정에서는 오히려 장애물이 되는 경우가 더 많은 게 사실입니다. 문제가 있다고 생각된다면 조금이라도 빨리 전문의를 찾아가길 바랍니다. 다행히 요즘은 과거와 달리 난임 치료 전문병원을 쉽게 찾을 수 있습니다. 그렇게 정확하게 문제의 원인을 찾고 인지하는 것이야말로 난임 치료를 위해 가장 우선시되어야 할 첫걸음입니다.

자신의 감정을 온전히 받아들여 주세요

제대로 된 검사를 통해 난임의 원인이 규명되었다면, 그 감정을 받아들여야 합니다. 검사를 통해 원인을 알게 되어 치료의 과정을 밟을 수 있게 되는 것은 다행한 일입니다. 그러나 이와는 별개로 많은 환자가 검사 결과를 손에 쥠에 따라 느끼게 되는 걱정과 감정으로 인해 깊은 우울감에 빠지곤 합니다.

특히 의사가 진솔하게 이야기할 경우, 환자들은 더 크게 충격에 빠지곤 하는데요. 당장은 불편한 이야기일지 모르나 자신이 맞닥뜨리게 된 상황을 현명하게 받아들임으로써, 그만큼 치료에 적극 임해야 함을 인지하고 부정적인 감정을 이겨 내어 기회를 놓치지 않는 것이 매우 중요합니다.

나의 삶을 충실하게 살아가기

타인의 삶에서 벗어나 나에게 충실할 기회입니다

많은 난임 환자들이 치료를 시작한 뒤에도 충분히 휴식하지 못하고 있습니다. 바쁜 일상으로 인해 치료 과정에서 오히려 큰 스트레스를 받기도 합니다. 특히 교육자거나 병원 종사자일 경우, 자신들이 맡고 있는 직업적인 책임감으로 인해 부담이 더 많은 경우를 정말 많이 볼 수 있는데요. 아무래도 아이를 교육한다거나 환자를 돌보는 등 남다른 책임감이 필요한 일이니만큼, 업무에 집중하고 긴장할 수밖에 없어 정작 본인의 치료에는 제대로 된 시간을 할애하지 못하곤 합니다.

하지만 분명한 사실은, 난임 치료 역시 환자에게 있어 큰 책임이 따르는 일이라는 것입니다. 난임은 필요한 시기에 알맞은 치료를 받고, 임신을 하고, 출산하는 과정을 겪어야 합니다. 이는 결코 큰 책임감 없이는 걸어갈 수 없는 길입니다. 따라서 난임 치료에 임하는 중이라면, 환자로서의 책임감을 가져야 합니다. 그렇게 환자 자신과 배우자, 더 나아가 새로운 가족이 될 아이를 생각하며 우선순위를 조정하기 위한 노력이 필요합니다. 직업적 책임감에서 가족에 대한 책임감으로 시선을 바꿔야 합니다.

임신과 출산은 부부의 행복한 삶에 있어 매우 중요한 부분입니다, 그러니 이를 위해서라도, 난임 치료 기간만큼은 환자가 자신과 가족에게 충실할 수 있는 기회라 생각하며 책임감을 갖고 임하기를 적극 권합니다.

자신을 사랑스럽게 돌보아 주세요

난임 치료 과정을 걸어가다 보면 많은 환자가 나약해지곤 합니다. 아무래도 여러 시도와 실패를 겪다 보니 그 결과에 뒤따르는 상실감과 자책감으로 마음에 상처를 입게 되기 때문인데요. 심한 경우, 큰 분노를 느껴 스스로에게 주지 말아야 할 상처를 주는 일이 생기기도 합니다. 따라서 이때 중요한 것은 환자가 스스로를 바라보는 관점입니다. 아무리 곁에 있는 동반자(남편)가 위로해 주어도, 담당의가 최선을 다하여도, 당사자가 자신을 사랑해 주지 않는다면 무너질 수밖에 없습니다. 그러니 환자 스스로 좋은 사람들과의 만남을 이어 가기 위해 노력하고, 좋은 책을 읽으며, 누구보다 사랑스럽게 자신을 보듬어 주는 노력을 멈추지 마시기를 바랍니다.

4장
지혜롭게 대처하는 난임 심리 가이드

나 자신을 위한 긍정 연습

포기하지 않으면 찾아와요

앞서 이야기했듯, 난임을 치료하는 과정을 겪다 보면 심리적으로 포기하고 싶은 순간이 찾아오게 됩니다. 여러 번 실패를 겪다 보면 배아 이식술을 하는 것 자체에도 부담감을 느끼게 되고, 기대감 역시 크게 낮아져 소극적인 자세를 갖게 됩니다. 반복된 실망 경험이 희망을 희석하는 것입니다.

중요한 것은 난임 치료 과정에서는 환자의 심리적인 부분이 정말 큰 영향을 미친다는 것입니다. 실제로 저는 시술 후 성공적인 소식을 전해주어도, 불안함과 부정적인 생각으로 임신 유지를 끝까지 하지 못하는 케이스를 수없이 보았습니다. 문제는 이 영역이 난임 치료를 맡은 담당의는 케어할 수 없는 부분이라는 것입니다.

저는 수많은 경험을 통해, 환자가 긍정적인 마인드를 갖고 있다면 아무리 시간이 오래 걸릴지라도 결과적으로는 아름다운 아이들을 품에 안는 것을 수없이 보았습니다. 경우에 따라서는 남편과 함께 정신건강의학과 전문의의 도움을 받아 성공적인 출산을 이뤄낸 케이스도 종종 보곤 합니다. 중요한 것은, 아무리 심각한 걱정과 불안일지라도 그 모든 건 아이를 품에 안는 순간 전부 눈 녹듯 사라질 것들이라는 것입니다. 그러니 허상에 불과한 부정적인 감정에 사로잡혀 있을 것이 아니라, 조금이라도 더 긍정적인 감정과 에너지를 가지길 바랍니다. 그것이야말로 난임 극복을 위한 지름길이자 정답입니다.

건강한 엄마가 될 수 있도록 하늘이 주신 기회

많은 난임 환자들이 갖는 공통적인 것 하나가 있습니다. 그건 바로 본인들의 건강을 등한시하는 생활을 하고 있다는 것입니다. 특히 젊은 난임 부부들의 경우, '비만', '당뇨', '고혈압', '지방간'을 동반한 경우가 많은데요. 이런 부부들을 보면 젊

117

은 나이임에도 '건강'을 지키지 못해 난임이라는 문제를 안게 된 것 같아 안타까움을 느끼곤 합니다. 그러므로 난임의 원인이 '환자의 좋지 못한 생활로 인한 건강'과 연관이 있음을 알게 된다면, 이를 '건강한 엄마'가 되기 위한 기회로 삼는 것이 중요합니다.

실제로 많은 난임 환자들이 저를 찾아와 '조기 부인암', '만성간염', '간경변증', '전신홍반 루퍼스', '뇌혈관 이상' 등의 문제들을 찾아내고, 이를 모두 치료하여 건강한 아이를 출산했습니다. 그야말로 산모가 새 생명을 얻어 아이라는 새 생명을 품에 안은 것입니다. 그러니 만약 난임을 치료하고자 병원에 찾아갔다가 문제의 원인을 알게 된다면, 이에 좌절할 것이 아니라 더 건강한 엄마가 될 수 있도록 하늘이 주신 기회라고 생각해 보기를 바랍니다. 의사로서 단언컨대, 이는 그야말로 하나님이 주신 기회니까요.

아름다운 관계의 힘

아픔도 나누면 가벼워져요

인간 관계에서 관계성이란 참 중요합니다. 실제로 우리나라 사람들의 경우, '정(情)'이라는 글자로 국민성을 대표할만큼 주변 사람과의 관계를 중요하게 생각합니다. 이는 난임 치료에서도 마찬가지입니다. 난임 환자가 치료 과정이라는 긴 터널을 지나갈 때, 큰 용기와 위로를 줄 수 있는 존재들이 바로 환자의 가족들과 지인들이기 때문입니다.

물론 앞서 이야기한 것처럼 주변인들의 과한 참견과 간섭은 치료에 방해가 됩니다. 특히나 그 조언이나 도움 등이 의사의 처방이나 치료를 방해한다면 더더욱 그렇습니다. 하지만 그러한 선을 넘지 않는 조언과 심리적 지지, 관심은 환자에게 큰 힘이 됩니다. 특히 마음이 약한 환자들의 경우, 친정 어머니나 형제 등 가족에서 얻는 심리적 위로와 지지가 매우 중요합니다. 그러니 아픔은 나누면 반이 된다는 말처럼, 치료 과정을 함께 해주는 가족 및 지인들에게 감사하며 아름다운 결과를 얻을 수 있기를 바랍니다.

환자와 보호자, 의사가 긍정의 한 팀이 되었을 때

담당의로서, 환자로부터 "이번이 마지막 시도가 될 것 같아요."라는 말을 듣게 되면 가슴이 철렁 내려앉곤 합니다. 물론 많은 환자가 마지막 시도라 말하여도 다시 도전하곤 합니다. 하지만 그들이 한 '마지막 시도'라는 말 자체에 담겨 있는 갖가지 감정들이 사라지는 것은 아닙니다. 계속된 실패로 인한 자신감 상실, 좌절, 불신, 분노들은 앙금으로 남아 마음속에 차곡차곡 쌓입니다.

부정적인 감정은 환자에게만 영향을 미치는 것이 아닙니다. 치료에 임하는 의사 역시 환자나 보호자의 부정적인 감정에 큰 영향을 받을 수밖에 없습니다. 그러니 되도록 자신감을 갖고, 긍정적으로 마인드를 컨트롤하여 의사와 한 팀을 이루는 것에 주력하시기를 권합니다. 그렇게 환자와 보호자, 의사가 긍정의 한 팀이 되었을 때, 치료 효과는 더욱 극대화될 수 있으니까요.

고난의 여정을 혼자 걷지 말아요

난임 치료는 첫 방문을 누구와 함께하느냐가 생각보다 중요합니다. 의사의 입장에서 이야기하자면, 남편과 동행하는 것이 가장 베스트인데요. 이는 누누이 이야기했듯, 난임이 부부 모두의 노력을 요구하기 때문입니다. 많은 남편들이 정액 검사와 정자 제공 정도가 본인들이 할 일의 전부라 생각하곤 합니다. 하지만 이는 앞서 이야기한 것처럼 큰 오산입니다. 이런 생각으로 난임 치료에 임할 경우, 그 부부의 앞길에는 험난함이 기다리고 있으니까요.

최근에는 난임 환자들의 수가 많아져 병원 로비가 공항 로비를 보는 듯한 착각이 들 정도인데요. 이런 로비에 여성 혼자 찾아와 '주차', '원무과 접수', '외래 진료 대기 시간', '진료 설명', '혈액 검사', '주사실' 등 모든 과정을 겪어야 한다면 어떨까요? 심지어 제대로 된 치료에 들어가게 되면 다양한 검사부터 시작하여 그 검사 결과를 기다리는 시간과 배란 검사 후 임신 시도 타이밍 등 수많은 과정을 걸어야만 합니다.

그런데 이 모든 과정을 남편 없이, 또렷하게 전부 해낼 수 있는 아내가 과연 몇이나 있을까요? 난임 치료는 여성 혼자 감당하기에 너무나 다이내믹하면서도 지루한 과정입니다. 특히나 병원에 찾아오는 환자들은 긴 대기 시간 동안 다른 환자들을 보며 만감이 교차하는 경험을 합니다. 이때 만약 아내 혼자 방문한 상황이라면, 이러한 감정들이 치료 과정에 있어 긍정적인 영향을 미치기란 어려울 것입니다.

남편이 아닌 다른 동행자는 부부의 일원이 아니기에 명확한 한계가 있는 게 사실입니다. 따라서 난임 치료에 부부가 함께 임하는 것은 말로 표현할 수 없을 만큼 매우 중요합니다. 그러니 이를 명심하여, 부부는 일심동체라는 말에 걸맞은, 성숙하고 아름다운 부부의 모습으로 난임이라는 문제를 훌륭하게 극복해 낼 수 있기를 거듭 권합니다.

2부

유산

유산을 겪은 이들에게

임신과 출산은 말로 표현할 수 없는 숭고하고도 경외로운 과정입니다. 분만을 통해 울고 있는 아이를 받아 안는 순간들뿐 아니라, 한동안 품었던 아이를 떠나보내는 순간들도 저를 겸손하게 만드는 동시에 마음속 깊이 기도를 하게 만드는 시간입니다.

저는 산과 전문의이기 이전에 두 아이를 둔 늦깎이 엄마입니다. 임신을 하고, 아이를 낳고 기르는 과정이 얼마나 몸과 마음이 힘든 과정인지 너무나 잘 알기에, 진료실에서 만나는 수많은 산모들에게 늘 깊은 애정을 느끼게 됩니다. 특히 어쩔 수 없이 아이를 보낼 수밖에 없는 산모들에게는 더욱이 마음이 많이 쓰입니다. 어쩔 수 없는 일입니다. 그 간절함이 그리고 그 슬픔이 온전히 저에게 전해지기 때문입니다.

초음파로 아이의 심장 소리를 확인하고 뛸 듯이 기뻐하며 연신 감사하다며 인사하던 예비 엄마, 아빠에게, 그러나 응급실을 통해 입원하고 보니 갑작스럽게 유산이 진행되어 버려서 당혹스러운 순간을 맞이할 수밖에 없는 예비 엄마, 아빠에게…. 이 슬픔을 어떤 말로 전해야 할지, 저는 늘 힘들고 두렵습니다.

유산 이후에 다시 임신을 하여 외래 진료실을 다시 찾아온 산모들 중에는 무사히 분만하고 나서 아이를 가슴에 안고 그렇게 펑펑 우는 분들이 많습니다. 고위험으로 입원과 퇴원을 반복하면서 아이를 출산하고 퇴원한 산모들을 우연히 마트나 길에서 만날 때도 있습니다. 저를 알아보고는 힘들게 아이를 품고 낳았던 생각들이 떠올라서 그런지 눈물을 글썽이는 분들도 있습니다. 조산으로 아이를 출산하고 재활 치료를 받는 분들도 병원 로비에서 우연히 만나면 아이를 키우는 게 생각보다 힘드신지 눈물을 글썽이는 분들도 있습니다. 너무 짠하고, 반갑기도 합니다. 만감이 교차하여 한 번씩 안아드리기도 합니다.

이런 마음을 담아 이 책의 2부를 썼습니다. 길에서 진료실에서 짧은 시간 만나서, 그리고 저의 표현력이 부족해서 충분히 위로해 주지 못했던 미안함을 담았습니다. 사실 힘내라고 응원하고 싶었습니다. 그리고 겪고 있을 그 마음의 무게에 대해 해 주고 싶은 이야기가 참 많았는데, 전하지 못했던 마음을 담고자 하였습니다.

이를 위해 임신과 출산, 유산과 관련된 다소 어려운 의학적인 내용을 되도록 쉽게, 정확하게 전달하고자 하였습니다. 이를 통해 유산, 사산이라는 과정에서 느꼈던 초조함과 불안감을 줄이고 다음 임신을 준비할 수 있는 디딤돌이 되기를 바라는 마음입니다.

무엇보다 저의 인연이 되어 준 그들에게 늘 해 주고 싶은 이야기는, 누구에게나 유산이나 사산의 경험은 찾아 올 수 있고, 그 원인을 정확히 알 수 없는 경우가 대부분이라는 것입니다.

"남들이 다 하는 임신, 나는 왜 되지 않는 걸까? 하늘은 내게 왜 엄마가 되는 것을 허락하지 않는 걸까?"라고 자책하고 힘들어하지 말라는 이야기를 꼭 해 주고 싶습니다. 그리고 그 순간에 늘 부부가 함께 바라보면서, 서로의 든든한 위로가 되어 주기를 바랍니다.

2부
유산

1장

유산에 대해 알아야 할 이야기들

유산의 정의와 원인

"임신이 되셨네요. 축하합니다."

아이가 찾아오는 순간은 엄마 개인에게나 가족에게나 너무나도 소중하고 기쁜 순간입니다. 의사가 전하는 축하의 말에 기쁨을 감추지 못하는 예비 엄마, 아빠를 볼 때면 의사의 하루도 기쁨으로 가득해지곤 합니다. 한 생명이 찾아온다는 것은 그야말로 기적과도 같은 일이니까요. 그렇기에 그 귀한 생명이 제대로 피지도 못하고 지게 되는, '유산'이라는 과정은 너무도 가슴 아픈 일이 아닐 수 없습니다.

환자들에게 있어 유산이란, 기적처럼 찾아온 아이와 소중하게 품었을 시간들이 한순간에 날아가 버리는 괴로움입니다.

130

엄청나게 의학이 발달했다는 현대임에도 불구하고, 안타깝게도 유산만큼은 '신의 영역'이라 여겨질 정도로 그 앞에서 겸손해질 수밖에 없다는 사실을 의사로서 부정할 수가 없습니다. 그렇기에 하루가 멀다고 마주하게 되는 유산의 비극 앞에서 그 슬픔을 안고 찾아오는 환자들에게 어떤 말로 위로를 건네야 할지, 매 순간 먹먹한 가슴을 안고 고민하곤 합니다. 부디 이 책을 통해, 소중하게 품었던 아이를 떠나보냈을 엄마, 아빠들에게 따뜻한 위로를 전할 수 있기를 바라 봅니다.

그렇다면 먼저, 유산의 정확한 정의는 무엇인지 알아보겠습니다. 유산이란 태아가 생존이 가능한 시기 이전에 임신이 종결되는 것으로, 임신 주수로는 20주 이전에 임신이 종결되는 것을 말합니다. 임신 20주 이후에 임신이 종결되었다면 사산으로 정의하지요.[*] 통계청 자료를 살펴보면 지난 20년간 여성 네 명 중 한 명이 유산이나 사산을 경험했다는 것을 알 수 있습니다.

임신 초기 자연유산은 15~20%[**]로 알려져 있으며, 80%

---

[*] 대한산부인과학회.《산과학(제6판)》. 제24장 유산. p. 539.
[**] BMC Pregnancy Childbirth. 2017; 17: 437.

1장
유산에 대해 알아야 할 이야기들

이상이 12주 이전에 일어난 것으로 알려져 있습니다. 자연유산에는 '절박유산', '계류유산', '불가피유산'이 있습니다. 절박유산은 임신 초기에 질 출혈이 나타나는 경우를 말합니다. 계류유산은 임신 초기에 정상 발달을 보이다가 갑자기 태아의 심장이 멈추거나 태아 성장이 진행되지 않는 경우를 의미합니다. 불가피유산은 양막이 파열되면서 물 같은 분비물이 흘러나오며 임신 산물이 배출되는 상태입니다. 또한 임신 산물이 모두 빠져나왔는지 여부에 따라 '불완전유산'과 '완전유산'으로도 분류됩니다.

요즘은 난임 시술로 인한 임신과 유산이 많아지면서 '화학적 유산'이라는 개념이 일반화되었는데요. 이는 임신 테스트기에서 양성을 보이거나 임신 호르몬으로 알려진 hCG(사람 융모성 생식선 자극 호르몬) 농도는 임신 수치가 나왔지만, 추가 검사에서 hCG 농도가 10 이하로 감소하여 임신이 종결된 경우를 말합니다.

유산은 다양한 원인에 의해 일어날 수 있습니다. 심지어 건강한 부모에게서도 원인을 명확하게 알 수 없는 이유로 일어납니다. 임신 12주 이전의 유산 중 약 50% 정도는 염색체 이상에 의한 것으로 알려져 있는데요. 즉 유산이 일어나는 시기가 빠를수록, 염색체 이상 때문일 가능성이 증가한다는 것입니다. 재임신 시기도 영향을 줍니다. 세계보건기구(World Health Organization, WHO)에서는 유산 후 적어도 6개월 이후에 임신을 시도할 것을 권고하고 있습니다. 왜냐하면 37주 이상의 만삭 분만 이후, 다음 임신 기간이 3개월 이내인 경우에는 그 다음 임신에서 유산율이 높아지는 것으로 알려져 있기 때문입니다.

그렇다면 유산에서 엄마와 아빠 측의 원인으로는 어떤 것이 있을까요? 간략하게 알아보자면, 먼저 엄마 측 원인으로는 '감염', '고혈압', '당뇨', '갑상선기능저하증' 등의 만성질환과 '프로게스테론 결핍증', '영양 상태', '약물 복용', '환경 요인', '면역학적 이상', '자궁의 선천성 기형' 등 다양한 원인이 있을 수 있습니다. 아빠 측의 경우, 많이 밝혀진 것은 없으나 보통 나이가 많을수록 유산율이 증가합니다[*].

각각의 특징적인 원인들과 관련된 유산에 대해서는 뒤에서 좀 더 자세히 언급하도록 하겠습니다 그럼 이번 장에서

[*] 대한산부인과학회.《산과학(제6판)》. 제24장 유산. p. 540.

1장
유산에 대해 알아야 할 이야기들

는 유산과 인과관계가 정확하게 밝혀지지는 않았지만, 일상
생활에서 쉽게 접할 수 있는 유산의 원인에 대해서 살펴보도
록 하겠습니다.

환경호르몬이 임신에 미치는 영향

유산은 안타깝게도 그 원인을 알 수 없는 경우가 대부분입니다. 그런 경우, 학계에서는 오랫동안 식생활에서 노출되어 우리 몸에 축적된 환경호르몬의 영향을 무시할 수 없다는 점을 알게 되었고, 실제로 이러한 환경호르몬이 난임이나 임신에 영향을 미친다고 밝혀지고 있습니다. '내분비장애' 또는 '내분비 교란 물질'이라고 불리는 이 물질은, 산업 활동을 통해 만들어지거나 분비되는 화학 물질인데요. 이것이 체내에 흡수되면 내분비계 기능을 방해한다고 알려져 있습니다.

과거 1970년대 미국에서는 합성 에스트로겐인 DES(Diethylstilbestrol)라는 유산 방지제를 복용한 임산부들의 2세로부터 불임이나 자궁 기형 등의 이상이 발견되기도 했는데요. 최

근에는 일상생활에서 노출되는 환경호르몬이 임신에 미치는
영향에 대해 활발한 연구가 이루어지고 있습니다.

예를 들어 방수 및 마모에 강한 특성을 지닌 의류나 신
발 및 과자의 코팅제, 식용 그릇의 플라스틱 제제 등 일상에
서 많이 사용되는 PFCs(perfluorocarbons, 과불화합물), PFAS(per-
and polyfluoroalkyl substances, 과불화화합물), 플라스틱을 만드는 데
사용되는 프탈레이트(phthalates), 젖병과 같은 음식 용기를 만
드는 데 사용되는 비스페놀A(bisphenol A, BPA) 등이 있습니다.
해당 물질은 실제로 임신 초기 유산이나 임신 중 태반의 기
능 이상을 일으켜 태아의 '저체중', '조산', '임신중독증', '임신
성 당뇨병' 등과 관련 있을 것이라는 연구가 많이 나오고 있
습니다.

특히 이러한 물질들은, 체내에서 분해되지 않고 축적되
어 '영원히 사라지지 않는 화학 물질(forever chemicals)'이라고
불립니다. 곧 산모의 몸뿐만 아니라 태반을 통해 아이에게도
전달되므로 문제가 되며, 아이의 평생 건강에도 잠재적인 영
향을 미칠 가능성이 있습니다. 일례로, 최근 한 기사에서는
일본의 정수장과 하천에서 PFAS(과불화화합물)가 발견되었는
데요. 이 지역의 마을 주민 30~40대 여성 5명 중 3명이 유산

을 경험했다고 보도되었습니다※.

이처럼 환경호르몬 노출은 유산의 위험을 높일 수 있으므로, 가임기 여성이라면 '컵라면'이나 '레토르트(오래 보관할 수 있도록 살균하여 알루미늄 봉지에 포장한 식품) 식품' 같은 가공식품 또는 일회용 용기의 사용을 줄여 보기를 권합니다.

※   조선일보, "이사 온 뒤 유산만 몇 번째"… 日 시골 마을에 무슨 일이, 2024.06.26. https://www.chosun.com/international/international_general/2024/06/26/J3ARWHR5CVHMROA5MS3MDGTC4U/

1장
유산에 대해 알아야 할 이야기들

호르몬의 균형을 깨는 스트레스

만병의 원인이라 불리는 스트레스는 유산에도 영향을 미칩니다. 특히 유산에 영향을 미치는 스트레스는 우리가 잘 알고 있는 '심리적', '정신적' 스트레스인데요. 이런 스트레스는 우리 몸에서 '부신 피질 자극 호르몬 분비 호르몬(corticotropin-releasing hormone, CRH)'이라는 스트레스 호르몬 분비를 증가시키고, 이에 대한 반응으로 부신이라는 기관에서는 '코르티솔(cortisol)'의 분비가 증가하게 됩니다.

임신 중에 스트레스를 받으면 어떻게 될까요? 이 경우, 다음 쪽 그림처럼 '부신 피질 자극 호르몬 분비 호르몬'이 증가하면서 '옥시토신'이나 '프로스타글란딘' 같은 자궁 수축을 일으키는 호르몬 분비가 증가하게 됩니다. 즉 스트레스로 인

138

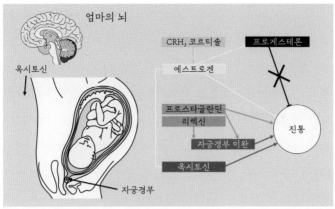

엄마의 뇌

옥시토신

CRH, 코르티솔   프로게스테론

에스트로겐

프로스타글란딘
리렉신

자궁경부 이완

옥시토신

진통

자궁경부

분만 시 호르몬의 흐름

한 자궁 수축이 일어나게 되는 것이죠.

프로게스테론은 코르티솔의 전구물질(precursor, 화학 반응에서 반응에 참여하는 물질)로, 코르티솔을 만들 때 사용됩니다. 따라서 코르티솔의 증가는 임신 유지 호르몬인 프로게스테론이 많이 소모되게 만들고, 따라서 에스트로겐의 농도가 높아짐에 따라 자궁 수축이 일어나도록 만듭니다. 이러한 현상이 곧 유산이나 조기 진통으로 이어질 수 있는 것입니다. 따라서 '부부 사이의 스트레스', '고부간의 갈등', '직장에서의 스트레스' 등 산모가 겪을 수 있는 모든 스트레스 상황은 유산의 원인

1장
유산에 대해 알아야 할 이야기들

이 될 수도 있으므로, 늘 편안하고 긍정적인 마음을 갖는 것이 유산을 막을 수 있는 첫 번째 방법이 될 것입니다.

살펴본 것처럼, 임신 초기의 유산을 막고 임신 중기 이후의 조기 진통이나 조산을 예방하기 위해서는 편안하고 긍정적인 마음을 가지도록 해야 합니다. 그리고 이는 난임 환자역시 마찬가지입니다. 난임 시술 이후의 안정된 착상과 임신유지를 위해서도 스트레스 없는 환경은 필수적으로 이루어져야 한다는 것이죠. 난임 치료를 받는 환자의 경우, 난임 시술 자체만으로도 과한 스트레스를 받을 수 있는데요. 그만큼임신의 안정에 영향을 받을 수밖에 없으므로, 환자를 위한 남편과 가족의 배려가 반드시 필요합니다. 임산부 뿐 아니라 난임 치료에서도 산모의 스트레스 환경은 영향을 미칠 수 있다는 사실을 잊지 마시기를 바랍니다.

2부
유산

일하는 여성의 유산

한 연구 자료에 따르면 최근 5년간(2017~2021년) 유산·사산을 경험한 여성은 감소 추세를 보이고 있지만, 전체 출산율 감소를 고려하면 약 12% 정도로 유산·사산이 차지하는 비중 자체는 비슷하다고 합니다. 그리고 이 중, 국민건강보험의 자격 기준별 직장가입자의 유산·사산이 전체 77.1~77.6%[*]를 차지하는 것으로 보고된 바 있습니다.

또 다른 연구에서도 교대 근무를 하는 근로 여성일 경우 사산의 위험은 증가하지 않았지만 자연유산 위험도가 1.95배 높았으며, 조산 위험도는 3.76배, 저체중아를 출산할 위험도

[*] 김동식 외. 건강하고 안전한 노동환경 보장 연구: 유산, 사산을 중심으로. 한국여성정책연구원. 2023.

는 3.52배 높았다는 연구 결과가 있습니다.* 이뿐만 아니라 국민건강보험공단의 2016~2021년 '연령별·가입자별 유산·분만 진료 현황 등' 자료(가임기 연령 19살 이하~49살 여성 대상)를 보면 유산을 경험한 여성 10명 중 6명(58.9%)이 직장인(30만 5,610명)이었고, 직장 여성(국민건강보험 직장가입자 기준)과 여성 피부양자(비취업 포함)의 유산율을 비교한 결과 직장 여성의 유산율이 1.03% 더 높았습니다.

이러한 자료들을 통해 직장 여성의 유산 확률이 비직장 여성보다 높다는 것을 알 수 있으며, 특히 교대 근무를 하는 여성의 경우 유산 비율이 더 높다는 사실을 알 수 있습니다.

물론 직장 근무 자체가 자연유산과 직접적인 관련성이 높다고 하기에는 무리가 있을지 모릅니다. 생활 환경 등 모든 요인을 고려하지 않았기 때문입니다. 하지만 근무 환경에 따라 임신 유지에 어려움을 겪을 수 있는 일은 쉽게 일어날 수 있으므로, 위와 같은 연구 결과는 충분히 나올 수 있습니다.

예를 들어 대중교통을 이용하며 출퇴근하는 경우인데요. 임신한 상태에서 대중교통으로 출퇴근하는 것은 그 자체로

---

* 이복임·정혜선. 교대근무가 자연유산, 사산, 조산, 저체중아 출산에 미치는 영향. 대한임상건강증진학회지. 2008;8(1):31~39

굉장히 힘든 일입니다. 임신 20주 정도가 지나면 배가 많이 나오기 시작하므로 출퇴근 시간의 버스나 지하철을 탈 때뿐만 아니라 계단을 오르내릴 때도 몸에 큰 무리가 가기 때문입니다. 주로 허리에 큰 부담이 가게 되지요.

일어서서 근무하는 환경이나 현장 근무가 많은 환경 역시 마찬가지입니다. 걷는 것만으로도 쉽지 않은데 오래 서 있어야 한다거나 현장 이곳저곳을 오가야 하는 근무 환경이라면 이는 산모에게 큰 무리가 따를 수밖에 없습니다. 또한 앞서 이야기한 스트레스 역시 큰 영향을 미치는데요. 대부분의 직장이 매우 바쁘게 돌아가기에 기본적인 업무 스트레스가 존재합니다. 또 임산부를 배려하는 사회 분위기가 많이 형성되었다고는 하지만 아무래도 일을 하다 보면 동료 간에 신경을 세우는 일이 생기기도 하므로 자연스럽게 스트레스 상태에 놓이게 됩니다.

이처럼 직장인 여성이 이 모든 상황을 견디고 아이를 출산하기까지 무거운 몸을 챙긴다는 것은, 정말이지 '위대한 일'이라 해도 과언이 아닙니다. 이를 너무나 잘 아는 의사의 입장에서는 조금이라도 임산부들을 이해하고 배려해 주는 사회

143

가 되기를 바라고 있습니다. 그러나 직장인 임산부들을 만나
보면, '직장 생활로 인한 유산' 또는 '유산 이후에 갖는 직장
인으로서의 자책'을 적지 않게 마주하곤 합니다. 유산을 하게
되면 그 이유를 직장인인 스스로에게 돌리며 자책하기도 하
고, 직장생활을 하는 경우에는 유산을 미리부터 걱정하기도
합니다.

　그러나 의사로서 당부하건대, 미리부터 유산을 걱정하거
나 유산에 대한 책임을 자기 자신에게 돌릴 필요는 없습니다.
직장 생활이 유산에 있어 복합적인 원인 중 하나가 될 수 있
을지는 모르나, 그 하나 때문에 유산이 된다고 보기에는 무리
가 있기 때문입니다.

　물론 실제로 가임기 여성들 중 상대적으로 건강 상태가
좋은 사람들이 임금 노동자로 많이 고용된다는 것(건강 노동자
효과)을 고려한다면, 직장인 여성의 실제 유산 위험은 비취업
여성보다 훨씬 높으리라 추정할 수 있습니다. 그러니, 환자
에 따라 다르긴 하지만, 만약 특별한 원인 없이 반복적 유산
을 경험하고 있다면 이때는 직장 생활을 잠시 쉬어 보는 것
도 하나의 방안이 될 수 있을 것입니다.

2부
유산

임산부 나이가
유산에 영향을 주나요?

여러 연구를 통해, '자연유산'과 밀접히 연관된 것으로 가장 빈번하게 언급되는 요인은 바로 '임산부의 나이' 또는 '임신 연령(maternal age or age at conception)'입니다. 고령의 임산부일수록 자연유산뿐만 아니라 선천성 태아 기형의 위험도 증가한다고 알려져 있습니다[*]. 그 근거로 스미스와 부얄로스(Smith and Buyalos)의 연구[**]는 40세 이상 여성의 자연유산율

---

[*] 산모의 연령, 임신력과 유산의 관련성 연구. Magnus MC, et al. Role of maternal age and pregnancy history in risk of miscarriage: prospective register based study. BMJ. 2019 Mar 20;364:l869.

[**] Smith KE, Buyalos RP. The profound impact of patient age on pregnancy outcome after early detection of fetal cardiac activity. Fertil Steri. 1996 Jan;65(1):35-40.

이 31~35세 여성의 5배 이상(40세 이상=20.0%, 31~35세=3.8%)이라 밝혔으며, 매코노치(Maconochie) 외의 연구*에서도 35세 미만 연령 집단으로부터는 자연유산 위험에서 유의한 차이가 관측되지 않은 것과 달리 35세 이상 연령 집단은 몇 배(35~39세=1.75배, 40세 이상=5배) 이상 높아진다고 분석했습니다.

임산부의 나이와 관련한 유산을 제대로 알기 위해서는 염색체의 비분리 현상을 먼저 이해해야 합니다. 사람은 총 46개의 염색체를 가지고 있는데요. 1번부터 22번까지 두 개씩 쌍을 이루어 44개의 상염색체를 가지고, 여성은 XX, 남성은 XY라는 성염색체 한 쌍을 가집니다.

이런 염색체에 수적 이상이 있으면 염색체 이수성(aneuploidy)이라고 하며, 하나 더 많아져 염색체가 3개가 되면 세염색체(trisomy), 하나가 적어져서 염색체가 1개가 되면 일염색체(monosomy)라고 합니다. 이러한 세염색체와 일염색체는, 생식세포가 분열하여 수를 늘리게 되는 감수분열 시에 분리가 되지 않는 비분리 현상에 의해 나타납니다. 세염색체, 일염색

＊   Simmons RK et al. Share Experience of miscarriage in the UK: qualitative findings from the National Women's Health Study. Soc Sci Med. 2006 Oct;63(7):1934-46.

2부
유산

체 외에도 수가 반으로 줄어드는 반수체성(halploid)과 배로 늘어나는 다배수성(polyploidy)도 존재하며, 이러한 비분리 현상은 모체의 연령이 높아질수록 증가하게 됩니다.

여성의 난모세포는 난자를 만들게 되는 최초의 세포입니다. 난모세포는 태어나면서부터 배란 직전까지는 감수분열이 모두 마무리되지 않은 중간 단계의 상태로 남아 있습니다. 그러다 사춘기에 접어들면서 호르몬의 영향을 받게 되면 감수분열의 이후 단계가 마무리되면서 난자로 성숙합니다. 그런데 이 난모세포가 노화하면 감수분열이 제대로 마무리되지 않아 생식세포 분열이 제대로 되지 않는 경우가 생기는데요. 이에 따라 세염색체나 일염색체와 같은 염색체 수 이상이 발생하게 됩니다. 반면에 여성과 달리 남성의 경우, 정모세포(정자를 만들게 되는 최초의 세포)가 70여 일에 한 번씩 새롭게 만들어지므로, 아이의 염색체 수 이상에 미치는 영향은 크지 않다고 볼 수 있습니다.

그렇다면 이 염색체 수 이상은 유산과 어떤 연관이 있는 것일까요? 먼저 16번 세염색체와 같은 일부 세염색체와 일염색체, 삼배체성(triplody: 염색체 수가 세 배로 늘어남) 등의 배수성 이

147

상일 경우, 착상 전이나 바로 직후에 유산이 일어납니다. 우리가 알고 있는 다운증후군(21번이 세염색체)의 경우 유산이 되지 않고 생존이 가능한 반면, 파타우증후군(13번이 세염색체)이나 에드워드증후군(18번이 세염색체)의 경우 새후 1년을 넘기기 힘든 경우가 많습니다. 유산되지 않고 태어난다 하더라도 생후 1년을 넘기기 힘든 경우가 많습니다. 왜냐하면 파타우증후군과 에드워드증후군은 심장 기형을 포함한 동반 기형을 많이 가지고 태어나기 때문입니다. 반면에 다운증후군은, 임상 증상의 중증도에 따라 차이는 있지만 40세 이후까지 생존하는 경우가 많아지고 있습니다.

20~24세의 임산부에게서는 약 2,300명 중 1명의 빈도로 다운증후군 출산이 보입니다. 그러나 35~39세의 임산부에게서는 약 290명 중 1명, 40세 이상에서는 약 85명 중 1명, 45세 이상에서는 약 50명 중 1명으로 나타나는 것으로 알려져 있습니다. 일염색체 중 터너증후군*은 유일하게 살 수 있는 일염색체이기는 하지만, 임신 초기 3개월 이내의 유산 중 20%를 차지한다고 알려져 있습니다.

---

* 성염색체가 XX가 아니라 X만 존재함.

2부
유산

반드시 고령의 산모가 아닐지라도, 염색체 수 이상으로 인한 유산이나 선천적 태아 기형은 발생할 수 있습니다. 하지만 '염색체 비분리 현상'의 발생이 일반적으로 임산부 연령에 비례하여 증가하게 된다는 결과들이 적지 않습니다. 따라서 이러한 원리로 보자면 '임산부의 나이가 고령일수록 임신 초기 유산율과 선천성 태아 기형의 위험이 증가한다'라고 볼 수 있습니다.

1장
유산에 대해 알아야 할 이야기들

비만, 체중 관리가 필요한 이유

현대사회는 식생활과 생활 패턴이 변화함에 따라 비만이 아주 많이 증가하고 있습니다. 당연히 가임기 여성의 비만 정도 역시 증가하는 추세를 보이고 있는데요. 세계보건기구는 비만의 기준을 체질량지수에 따라 25kg/m² 이상인 경우 '과체중'으로, 30kg/m² 이상인 경우 '비만'으로 정하고 있습니다. 우리나라의 경우 대한비만학회에서 (여성일 경우) 체질량지수 23kg/m² 미만을 '정상', 25kg/m² 미만을 '비만 전 단계', 25~29.9kg/m² 미만을 '비만'으로 분류하고 있습니다.*

많은 사람이 비만이 건강에 좋지 않다는 사실은 잘 알지

* 대한비만학회, 2018.

만, 비만 그 자체의 원인이나 문제에 대해서는 잘 모르고 있습니다. 그럼 비만과 유산의 관계에 대해 알아보기 전에, 비만을 부르는 병적 원인이 무엇인지부터 잠시 알아보도록 하겠습니다.

비만은 지방의 축적에 의해 지방세포의 크기를 증가시키고, 만성적인 지방 조직의 염증반응을 일으킵니다. 이는 '대식세포'라는 면역세포가 비만한 사람들의 지방 조직에서 '염증 상태'로 전환됨에 따라 '대사증후군', '인슐린 저항성', '비알코올성지방간질환' 등의 여러 질환을 발생하는 원인이 되지요. 대식세포는 신체 내 대부분의 장기에서 발견되는 면역세포의 일종으로, 죽은 세포들과 해로운 물질들을 제거하고 우리 몸의 중요 기관들 사이의 안정성과 인체의 전반적인 항상성을 유지해 면역 상태를 유지하게 합니다.

비만은 인슐린과도 높은 연관성을 가집니다. 먼저 인슐린이란, 탄수화물 대사를 조절하는 호르몬 단백질을 말합니다. 우리가 밥이나 빵 같은 탄수화물을 섭취하면 포도당으로 분해되고, 인슐린이 포도당을 세포 내로 섭취되도록 도와주어 이 포도당이 에너지원으로 쓰이게 됩니다.

1장
유산에 대해 알아야 할 이야기들

여기서 이 인슐린이 제대로 기능하지 못하는 '인슐린 저항성'이 생기게 되면, 혈액 중 포도당이 말초 조직으로 들어가지 못하고 간에서 당 생성 또한 억제되지 않아 혈당이 높아지게 됩니다. 그렇게 혈당이 높아짐에 따라 당뇨병과 대사증후군 같은 질환으로 발전하게 되는 것이죠. 비만으로 생긴 인슐린 저항성은 세포 자멸*을 억제하고, 세포 분열 촉진에 관여하는 인슐린 유사 성장호르몬을 증가시키는데요. 바로 이 부분이 임신 중에 영향을 줄 가능성이 있습니다.

인슐린 유사 성장호르몬의 증가는 임신 중 인슐린 저항성이 증가되어 혈당이 높아지거나, 세포 성장을 촉진하여 과체중이 되거나, 혈관 생성 등에 영향을 미치는 등 태반의 기능을 떨어지게 만듭니다. 곧, 태반의 기능부전을 일으켜 아이의 저체중이나 유산 또는 사산을 일으킬 위험이 있는 것입니다.특히 태아 기형 발생의 경우, 그 기전은 아직 정확히 밝혀지지 않았지만 인슐린 저항성에 의해 세포 자멸이 억제되거나 인슐린과 중성지방의 증가로 인한 '고혈당', '대사이상' 등

---

* 세포가 유전자에 의해 제어되어 죽는 방식의 한 형태로, 비정상적이거나 노화된 세포 등이 스스로 자살해 사멸함으로써 생명 현상을 유지하게 해주는 현상.

152

으로 인해 그 위험도가 증가할 수 있습니다.

또한 비만으로 인해 태아초음파가 잘 보이지 않는 경우도 많습니다. 초음파로 아기의 심장이나 뇌 구조 등을 평가할 때, 산모가 비만이면 화면이 뿌옇게 보이곤 합니다. 비만의 정도가 심할수록 뿌연 화면 역시 심해지지요. 실제로 이에 따라 태아의 기형 발견이 늦어지는 경우도 종종 있으며, 태동 감지 또한 잘 이루어지지 않아 아기의 움직임이 감소했다는 것을 잘 느끼지 못하여 뒤늦게 사산을 발견하기도 합니다.

이뿐만 아니라 비만인 임산부의 경우 '고혈압', '당뇨'의 위험도가 높아져 그로 인한 '임신중독증', '임신성 당뇨병', '혈전색전증' 등 다양한 고위험 질환의 발생 위험도가 높아지는데요. 이에 따른 조산의 위험성도 함께 높아집니다.

살펴본 바와 같이 비만은 임신 및 유산에 상당한 영향을 미친다고 볼 수 있습니다. 따라서 비만 상태에 있는 가임기 여성이라면, 임신 전에 철저한 체중 관리를 통하여 임신을 계획하는 것이 중요합니다. 임신 중일 때에도, 다이어트까지는 권하지 않지만, 다른 임산부들에 비해 체중이 많이 늘지 않도록 관리에 주의를 기울이기를 권합니다.

1장
유산에 대해 알아야 할 이야기들

격정을 덜어 주는 전문의 Q&A

Q1. 한 번 유산하면 다음에도 유산될 확률이 높나요?

자연유산 경험이 있을수록 다음 임신에서 자연유산의 위험
이 증가하며, 그 횟수가 증가할수록 자연유산의 위험은 더욱
증가한다고 알려져 있습니다*.

반면에 인공 임신 중절을 한 경우는 조금 다릅니다. 인공 임
신 중절을 하고 나면 그다음 임신에서 자연유산의 위험이
'증가한다'는 연구 결과와 '증가하지 않는다'는 상반된 연구
결과들이 있기 때문입니다. 그러므로 현재까지는 인공 임신
중절과 자연유산의 발생 위험의 관련성에서는 확실한 연구
결과가 없다고 볼 수 있습니다.

---

*   Magnus MC et al. Role of maternal age and pregnancy history in
risk of miscarriage: prospective register based study. BMJ. 2019 Mar
20;364:l869

Q2. 유산 이후 언제 다음 임신을 준비해야 하나요?

산모들이 유산 이후에 많이 하는 질문 중 하나는 다음 임신을 언제부터 준비하면 되는지입니다. 이는 다음 임신을 위한 임신 간격(inter-pregnancy interval), 즉 직전 임신이 종결된 후 다음 임신이 이루어지기까지의 기간을 말하는데요. 세계보건기구에서는 유산 후 적어도 6개월 이후 임신할 것을 권고합니다. 이는 임신 37주 이후의 만삭 분만 이후 3개월 이내에 임신했을 때 유산의 빈도가 증가한다고 알려져 있기 때문입니다.

유산 이후에는 계획된 임신이 중요합니다. 앞서 언급했듯 유산은 매우 다양하고 복합적인 원인에 의해서 일어나는 현상입니다. '교육', '직업' 등 사회계층 혹은 사회경제적 상황, 임산부 및 배우자의 '신체·정신 건강', '유전학적', '해부학적', '내분비적' 등 면역학적 요인들 등이 모두 요인이 될 수 있습니다. 하지만 놀랍게도 미리 계획된 임신은 자연유산을 40% 감소시킵니다. 따라서 임신 간격뿐만 아니라 신체·정신적 건강 관리를 통한 계획된 임신을 시도한다면, 다음 임신의 성공률을 보다 높일 수 있습니다.

Q3. 첫 임신이 고위험 임신이었다면
다음 임신도 그럴 가능성이 있나요?

기형, 자궁목개대, 조산 등 고위험 임신을 경험한 분들은 다음 임신에서도 비슷한 문제가 발생하지 않을까 걱정이 많습니다. 임신을 준비하는 과정에서 자연스럽게 '이번에는 건강하게 출산할 수 있을까?', '어떤 조치를 미리 해야 할까?' 같은 고민이 따라오기 마련이지요.

하지만 모든 고위험 임신이 반드시 반복되는 것은 아닙니다. 먼저 첫 임신이 기형이면 비분리 현상에 의한 21번 세염색체(다운증후군) 재발 위험률은 1% 미만으로 알려져 있습니다. 임산부의 나이가 많은 경우라면 나이에 따른 다운증후군의 발생 위험률과 같습니다.

조산 원인은 약 50%가 '조기 진통', 30%는 '조기 양막파수', 나머지 20%는 '임신중독증'과 '자궁 내 태아 발육 지연' 등으로 알려져 있는데요. 임신중독증이나 양수가 터져서서 이른 주수에 분만을 하게 되거나, 양수가 터지지 않더라도 자궁경부가 짧아지면서 조산이 발생할 수 있습니다.

특히 고혈압이나 당뇨와 관련된 임신중독증은 이른 주수에 진단될수록 다음 임신에서도 재발 가능성이 높습니다.

임신 30주 이전에 발생하는 임신중독증은 다음 임신에서도 약 40% 정도 발생률을 가지는 것으로 알려져 있습니다.*

조산 발생률은 전체 임산부의 10% 내외이지만, 조산 경험이 있는 임산부의 경우 다음 임신에서 원인에 따라 조산 위험이 50%까지 증가할 수 있습니다. 따라서 이전 임신에서 조산한 경우 철저한 혈압, 당뇨, 체중 조절 등의 건강 관리와 더불어 자궁경부 길이를 주기적으로 측정하면서 면밀한 관찰이 필요합니다.

Q4. 난임 시술을 통해 임신을 하면 자연 임신보다 기형 발생도가 높아지나요?

일반적으로 난임 기간이 길수록 엄마의 나이도 증가합니다. 그리고 고령 임신일수록 선천성 기형의 빈도는 증가하는 것으로 알려져 있지요. 또한 난임 치료를 위한 보조생식술이 실시된 이후로 선천성 기형이 증가한다는 보고들은 오래전부터 있어 왔습니다. 이때의 보조생식술은 정자 주입술, 인

---

* 임신 중기의 임신중독증의 재발과 장기 예후 분석 연구. Sibai BM, et al. Severe preeclampsia in the second trimester: recurrence risk and long-term prognosis. Am J Obstet Gynecol. 1991 Nov;165(5 Pt 1):1408-12

공 수정, 체외수정 및 이식술, 배아 배양 및 냉동 저장 기술 등을 말합니다.

그러나 선천성 기형의 증가 원인은 난임 치료뿐만 아니라 부모에게 잠재된 유전적 요인이나 본질적인 불임의 영향에 의한 작용도 있으며, 난임 치료 과정에서 다태아 발생이 증가함에 따라 기형이 증가한다는 점도 함께 고려되어 왔습니다.

보조생식술을 통한 임신은 아무래도 다태아가 발생하는 비율이 높을 수밖에 없습니다. 다태아의 경우 선천성 기형의 빈도는 3.6~18%로, 단태 임신에 비해 약 1.7배 높다고 알려져 있습니다.[*] 시험관 시술(In vitro fertilization)의 경우 선천성 기형이 25~50%까지 증가할 수 있으며, 심장 이상(25~40% of anomalies), 콩팥이나 생식기 관련 이상(10~60%), 소화기관 이상(10~20%), 뼈와 근육 이상(10~35%) 등이 보일 수 있다고 분석되기도 했습니다.[**]

---

[*] 대한산부인과학회, 산과학(제6판), 제28장 다태임신, p.622.
[**] 난임 시술에 따른 선천성기형의 위험. Esther H Chung 외. The Risk of Congenital Anomalies by Fertility Treatment Modality. Obstet Gynecol Surv. 2021 Jan;76(1):37-47.

2부
유산

연구 결과를 좀 더 살펴보겠습니다. 2024년 기준, 신생아 2,700만여 명을 대상으로 한 메타분석 연구 결과에 따르면 보조생식술로 인한 선천성 기형은 최대 33%까지 보고되었습니다.*** 연구진은 이 연구 결과가 난임 시술 자체가 선천성 기형을 일으킨다는 연관성에 대한 결과는 아닐 수 있다고 말하고는 있습니다. 하지만 산모의 나이를 보정한 후에도 난임 시술 자체만으로도 선천성 기형의 위험이 있다는 것이 한 대규모 코호트 연구(특정 요인에 노출된 집단과 노출되지 않은 집단을 추적하여 질병 발생률을 비교하는 연구 방법) 결과로 확인되었습니다.****

앞서 본 연구와 같이 대부분은 다태아를 포함한 연구입니다. 그럼, 단태아와 관련된 연구를 살펴볼까요? 2017년 한 연구에서는 정자 주입술을 받은 단태아들의 기형 발생률(7.1%)이 자연 임신의 기형 발생률(4%)보다 높다는 결과를

*** 보조생식술과 선천성기형. Veeramani M. 외. Assisted reproduction and congenital malformations: A systematic review and meta-analysis. Congenit Anom (Kyoto). 2024 May;64(3):107-115.
**** 보조생식술과 기형. Boulet SL 외. Assisted reproductive technology and birth defects among liveborn infants in Florida, Massachusetts, and Michigan, 2000-2010. JAMA Pediatr 170:e154934, 2016.

1장
유산에 대해 알아야 할 이야기들

발표했습니다.* 또한 2018년 이란에서 단태아만을 대상으로
한 연구에서는 보조생식술에 의한 단태아의 경우에도 선천
성 기형이 2배로 증가한다고 밝혔습니다.**

주목해야 할 점은 정부의 난임 치료 비용 지원이 정책적
으로 확대되고 있는 실정을 고려해 볼 때, 상대적으로 엄마
의 나이가 많지 않더라도 난임 시술을 통해 임신이 증가하고
있다는 사실입니다. 난임 시술 자체만으로도 선천성 기형이
증가할 수 있다는 점들을 고려한다면, 꼭 필요한 경우에 한
해 난임 시술을 통한 임신을 준비할 수 있도록 주의를 기울
여야 할 필요가 있겠습니다.

* 정자 주입술을 받은 단태아의 선천성 기형 발생 비교. Lacamara C.
외. Are children born from singleton pregnancies conceived by ICSI at
increased risk for congenital malformations when compared to children
conceived naturally? A systematic review and meta-analysis. JBRA Assist
Reprod. 2017 Sep 1;21(3):251-259.

** 보조생식술 이후 자연 임신과의 단태아의 선천성 기형 비교. Mozafari
Kermani R, 외. Congenital Malformations in Singleton Infants Conceived
by Assisted Reproductive Technologies and Singleton Infants by Natural
Conception in Tehran, Iran. Int J Fertil Steril. 2018 Jan;11(4):304-308.

2부
유산

유산 예방을 위한 실천

유산을 효과적으로 막는 방법은 있을까요? 안타깝게도 의학적으로 예측 가능하여 어느 정도 예방이 가능한 경우를 제외하고는 사실상 없는 것으로 알려져 있습니다. 하지만 여기서는 조금이라도 유산을 막는 데에 도움이 될 방법들을 조심스럽게 소개해 보고자 합니다.

앞서 여러 번 이야기했듯 유산은 절반이 정확한 원인을 알 수 없고, 건강한 부부에게서도 얼마든지 나타날 수 있는 일입니다. 그러므로 어느 한 가지 요인에 집착하거나, 또 원하는 만큼 요인들이 개선되지 않더라도 스트레스를 받지 않기를 바랍니다.

프로게스테론의 사용

프로게스테론의 사용은 자연유산을 감소시킬 수 있다고 알려져 있는데요*. 프로게스테론은 임신 유지 호르몬으로, 임신 초기에는 자궁내막 증식과 자궁 근육층 수축을 억제해 안전하게 착상이 일어나도록 돕습니다. 그렇게 임신 초기 착상이 잘 된 이후에는 자궁 수축을 억제하고, (기전은 명확히 밝혀지지는 않았지만) 자궁경부의 감염을 예방하는 등 여러 작용을 통해 임신을 유지해 주는 역할을 합니다. 따라서 임신 초기 출혈로 유산이 걱정되는 경우, 주치의와 상의하여 프로게스테론을 사용해 볼 수도 있겠습니다.

신체 건강 관리

'고혈압', '당뇨', '비만' 등 고위험 질환으로 발전할 가능성이 있는 질환을 임신 중에 갖고 있는 경우, 미리 주치의와 상의하여 관리를 받는 것이 중요합니다. 혈압과 당 조절은 기본이며, 자가 면역 질환이나 갑상샘 질환, 감염 질환 등이 있는지 미리 확인하여 약물 치료가 필요하다면 적극적으로 치료하는 것이 필요합니다. 이뿐만 아니라 건강하고 균형 잡힌

---

* 절박유산치료를 위한 프로게스테론(Progestogen for treating threatened miscarriage). Wahabi HA, Abed Althagafi NF, Elawad M, Al Zeidan RA. Cochrane Database Syst Rev. 2011 Mar 16;(3):CD005943.

식단을 통해 영양분을 골고루 섭취하고, 일주일에 3회/1회
당 30분 이상의 걷기 운동을 통해 적절한 운동을 하여 체중
관리를 해 주도록 합니다.

정신 건강 관리

최근 '우울증', '공황장애', '수면장애' 등 정신 건강 문제를 호
소하는 분들이 급격히 증가하고 있습니다. 이런 사회적 변화
와 더불어 임산부들 역시 정신 건강 문제를 호소하는 경우가
증가하고 있습니다. 우울증이나 공황장애일 경우, 정신과에
서 처방받은 약을 복용하는 경우가 있는데요. 이에 따라 유
산이 발생하는 경우가 있습니다.

정신과에서 처방받는 약은 일반인들도 꺼리는 경향이
있으며, 산모들의 경우 임의로 약을 중단하는 경우가 상당히
많은데요. 문제는 산부인과 선생님을 제외한 다른 임상의학
과 선생님들이 '임신 중 약물 사용에 대한 전문적인 정보'에
대해 다소 부족한 편이라는 것입니다. 이 때문에 정신과 선
생님들 중에는 약물을 복용 중이라면 유산이라는 선택지를
꺼내는 선생님들도 더러 계십니다. 그러므로 정신과 치료를
받는 환자라면, 반드시 산부인과의 주치의와 상의하여 약물

을 조절하기를 권고합니다.

정신과 약 중에는 선천성 태아 기형을 일으킨다고 알려진 약도 있지만 임신 중 유산이나 기형에 영향이 없는 약들도 있으므로, 산부인과 선생님과 상의하여 약의 복용 여부를 상담받길 바랍니다. 약물에 대한 영향뿐 아니라 한 가지 더 주목해야 할 점은 임신 전부터 우울증을 가지고 있는 임산부일 경우, 임신 중에 우울증이 심해질 수 있을 뿐만 아니라 이것이 태아에게도 영향을 미칠 수 있습니다. 따라서 임의로 약을 중단할 것이 아니라, 정확한 상담을 통해 약의 복용 유무를 결정하시기를 바랍니다.

스트레스 관리

스트레스는 결과적으로 자궁 수축을 유발하고 몸의 면역력을 떨어뜨려 임신의 예후에 영향을 줄 수 있습니다. 따라서 임신 중 스트레스는 임신 초기에는 유산으로, 임신 중기 이후에는 조기 진통으로 이어질 수 있습니다. 따라서 스트레스 관리를 위해 '명상', '여행', '산림 체험' 등 힐링의 시간을 가져 보길 권합니다. 물론 무엇보다 중요한 것은 남편을 비롯한 가족 및 지인들의 애정 어린 사랑과 지지입니다.

2부
유산

직장 생활

앞서 살펴보았듯 직장 생활을 하는 임산부의 유산율이 상대적으로 직장을 다니지 않는 산모에 비해 높습니다. 또한 임신으로 인한 퇴사율이 정규직(23.8%)보다는 계약직(48.6%)이 높고, 공무원(18.6%), 대기업(19.4%), 중소기업(43.4%)*으로 갈수록 퇴사율이 높아진다는 통계는 여러모로 직장이 산모에게 부담을 준다는 것으로 볼 수 있습니다. 개인적으로는 직장 내 스트레스와 직장을 다니는 동안 '태아 검진 휴가'나 '근로 시간 단축'으로 인한 심적 부담이 그 원인이지 않을까 생각됩니다.

저출산 극복을 위한 국가 정책 일환으로 과거에 비해 임산부 근로환경 개선을 위한 국가적인 정책이나 사회적 노력들이 있긴 하지만, 직장 내 괴롭힘이나 업무 과다로 업무 조정이 잘되지 못하는 불가피한 상황이 생길 수 있는데요. 이런 경우라면 휴직을 해 보는 것도 유산을 예방하는 한 방안

---

* 메디컬월드뉴스, 10명 중 6명 계획임신… 임신기간 중 우울증, 유산, 임신성 당뇨 겪어, 2018.12.18.https://www.medicalworldnews.co.kr/news/view.php?idx=1510928750

1장
유산에 대해 알아야 할 이야기들

이 될 수 있겠습니다.

계획된 임신, 임신 전 엄격한 건강 관리

늦은 나이의 결혼과 결혼 이후에도 아이를 원하지 않는 부부
가 많아지면서, 자연스럽게 임산부의 나이가 고령화되고 있
어 사회적으로 '고령 임신'이 많이 주목받고 있습니다. 그러
나 임산부의 나이가 많다 하여 (앞에서 살펴본 것처럼) 염색체 수
적 이상이 무조건 발생하는 것은 아닙니다. 염색체 이상은
예측 불가능한 것이므로 우리가 교정할 수 있는 부분은 임신
전 건강 관리를 잘하는 것입니다. 자궁 내 상태를 건강하게
잘 유지하고 있다면 임신은 얼마든지 건강하게 유지될 수 있
습니다.

이렇게 해서 유산을 일으킬 수 있는 다양한 요인에 대해 알
아보았습니다. 그런데 이 중 어느 한 가지의 개선만으로는
유산을 막을 수 없을지도 모릅니다. 그러므로 우리가 가장
경계해야 할 점은, 산모 스스로가 너무 한 가지 요인에 집중
하는 것입니다. 잘못된 집착은 그 자체로 일종의 스트레스를
유발하게 되어 임신 자체가 안 되거나 임신이 되더라도 유산

으로 이어질 가능성이 있습니다. 그러니 무엇보다 편안하고 긍정적인 마음을 갖고, 임신 전부터 엄격하게 건강을 관리할 수 있는 생활 습관을 개선하는 것이 우선시되어야 합니다. 그렇게 계획적으로 임신을 준비한다면, 조금이라도 유산을 막는 데에 도움이 되지 않을까 기대해 봅니다.

1장
유산에 대해 알아야 할 이야기들

2장

유산의 원인과 치료

임신 초기 출혈이
유산으로 이어질 가능성

1년 전, 임신 6주 차인 M 씨는 1시간 전부터 피가 계속 비쳐 우리 병원을 찾아왔습니다. 그녀는 생리대를 흠뻑 적실 정도의 출혈이 있었고, 계속해서 배가 아프다고 했습니다.

또 다른 환자인 N 씨 역시 마찬가지였습니다. 임신 10주 차인 그녀는 임신 5주 즈음부터 피가 묻어났고, 시간이 지나 생리대에 갈색 피가 묻어남에 따라 병원을 찾아왔습니다.

쌍둥이를 임신한 H 씨 역시 임신 7주 차에 우리 병원을 찾아왔고, 임신 2주 즈음부터 조금씩 피가 비치더니 점점 붉은 피 양이 많아졌다고 합니다.

이처럼 임신 초기에는 다양한 출혈이 동반되곤 합니다. 약

20~25%의 산모들로부터 임신 20주 전 질 출혈이 발생하고, 이 중 절반 정도의 산모들이 자연유산을 겪으며[*] 이를 '절박 유산'이라 합니다. 질 출혈이 나더라도 임신이 유지될 경우, 기형아 위험은 증가하지 않지만 '조산', '저체중아', '임신 중 태아사망', '전치태반', '태반조기박리[**]', '태반용수박리[***]', '제왕절개 분만'이 증가한다는 연구가 있는데요. 따라서 임신 초기에 질 출혈이 잦은 환자라면 주치의와 함께 주의 깊게 살펴보도록 합니다.

임신 초기 출혈의 원인

그렇다면 임신 초기 출혈의 원인은 무엇일까요? 여러 가지 원인이 있을 수 있지만 원인으로 가장 많이 꼽히는 것은 '착 상혈'입니다. 수정 후 6~7일이 되면 수정란은 자궁내막을 파

[*]   절박유산을 가진 182명의 산모의 예후(The outcome of pregnancies in 182 women with threatened miscarriage). Basama FM, Crosfill F. Arch Gynecol Obstet. 2004;270(2):86-90.
[**] 분만 시 태아가 분만된 이후에 태반이 분리되어 분만되어야 하는데, 태아 가 분만되기 전에 태반이 먼저 분리되는 것.
[***] 아기가 분만된 이후 태반이 떨어지지 않아 손으로 태반을 분리하는 경우.

고들고, 이후 세포가 점점 자라게 되는데요. 이 과정에서 모체의 모세혈관이 파괴되면서 모체의 혈액이 착상된 세포의 성장을 위해 공급되게 되고, 그와 동시에 아기집 주변으로 혈액이 고이게 됩니다. 그리고 이렇게 아기집 주변으로 고인 혈액은 자연적으로 흡수되는 경우도 있고, 간혹 질을 통해 밖으로 흘러 나오는 경우도 있습니다.

임신 초기 자궁경부의 병변이 있는 경우, 흔하게 질 출혈이 있을 수 있는데요. 이런 경우 복통은 동반되지 않습니다. 자궁경부 용종이 있거나 자궁경부에 염증이 있는 상황에 해당하는데요. 일반적으로 임신이 되면 자궁경부가 밖으로 돌출되면서 크기가 증가하게 되는데, 이 과정에서 자궁경부 안쪽에 위치하던 용종이 밀려 나오게 되는 것입니다. 이때 운동(걷거나 달리는 등)으로 인해 질 내에서 질벽 또는 자궁경부와 부딪히거나, 성관계를 통해 자궁용종을 건드리는 경우 출혈이 생깁니다. 마찬가지로 자궁경부에 염증이 있거나 자궁경부의 세포 이상 소견이 있는 경우에도 성관계를 하게 되면 질 출혈 소견이 보이기도 합니다.

2부
유산

임신 초기 출혈이 어떤 경우에
유산으로 이어질 수 있나요?

앞서 예시로 든 M 씨와 같은 경우, 유산으로 이어질 가능성이 높습니다. 반면에 N 씨의 경우, 질 출혈이 있기는 하나 안정적임을 예측할 수 있는데요. 이는 유산의 위험이 있는 질 출혈은 선홍색 출혈로 평소 생리 2~3일째처럼 피가 많이 나고, 생리통같이 배나 허리가 아픈 경우가 많기 때문입니다. 하지만 N 씨처럼 갈색 혈을 보이는 경우, 임신 초기 착상혈로 고여 있던 피가 산모의 움직임으로 인해 질 밖으로 배출된 것입니다. 갈색 혈은 복통을 동반하는 경우가 거의 없기 때문에 비교적 안정적인 상태임을 감안할 수 있습니다.

예시에서 나왔던 H 씨와 같은 경우라면 간혹 한쪽 아기만 유산되는 경우도 있으므로, 출혈의 양, 색, 배가 아픈 정도를 잘 관찰해야 합니다. 쌍둥이일 경우, '단일융모막 이양막'인지 '이융모막 이양막'인지와 유산된 임신 주수에 따라 예후가 달라질 수도 있으므로 주치의와 상의하여 추적 관찰을 해야 합니다.

이처럼 임신 초기 출혈은 출혈량과 출혈색, 그리고 복통의 동반 여부를 통해 유산으로의 진행 여부를 어느 정도 예

173

측할 수 있습니다. 하지만 출혈량이 많더라도 생각보다 아이가 잘 크는 경우도 있습니다 그래서 진료를 하다 보면 '역시나 사람의 생명은 신의 영역이구나' 하는 경외심을 가지게 되곤 합니다.

건강한 가임기 여성은 평균적으로 2~3회의 유산 경험을 가지고 있다고 합니다. 임신 횟수와 관계없이 갑작스러운 유산의 통보는 산모와 가족들에게 받아들이기 힘든 과정인데요. 앞서 설명한 것처럼, 임신 초기에는 '질 출혈을 보이면서', '질 출혈이 보이지 않고 심장이 멈추면서', '아기집의 성장에 문제가 생기면서' 등의 이유로 유산이 되기도 합니다. 그리고 이러한 임신 초기 유산은, 절반 정도가 염색체 이상에 의한 것이기 때문에 불가피하게 유산으로 진행됩니다. 산모와 보호자의 입장에서 이는 워낙 갑작스러운 일이므로, 이를 받아들이기가 쉽지 않습니다. 예상치 못한 상실감과 혼란 속에서, 이 과정이 자연적인 현상이라는 사실을 이해하고 수용하는데는 많은 시간이 필요합니다.

2부
유산

임신 초기 질 출혈을 예방하기 위해서는
어떻게 해야 하나요?

안타깝게도 임신 초기 출혈이 자연유산으로 진행되는 것을 막기 위한 효과적인 치료법은 없습니다. 따라서 학술적으로 '안정을 취하는 것이 유산을 예방할 수 있는지'에 대해서는 논란의 여지가 여전히 있는데요. 다만 프로게스테론의 사용이 자연유산을 감소시킬 수 있다는 연구 결과들이 있으므로, 임신 초기 출혈로 유산이 걱정된다면 주치의와 상의하여 프로게스테론을 사용해 볼 수 있겠습니다.

약물을 복용해도 괜찮은가요?

첫 아이를 밴 K 씨는 임신 18주 차에 우리 병원을 찾아왔습니다. 그녀가 병원을 찾아온 이유는 양수가 하나도 없기 때문이었는데요. 상담 결과 K 씨가 임신 전에 진단받은 고혈압으로 혈압약을 복용 중임을 알 수 있었습니다. 일반적으로 임신 18주 차는 양수가 충분히 많은 시기입니다. 따라서 K 씨처럼 양수가 거의 없다며 찾아오는 경우, 가장 먼저 정밀 초음파로 태아를 살피는데요. 정밀 초음파 결과 K 씨의 태아에게서 양쪽 콩팥이 없음을 확인할 수 있었습니다.

임신 3~9주 사이는 태아의 '심장', '뇌', '콩팥' 등 주요 기관들이 만들어지는 시기입니다. 특히 임신 9주 정도가 되면 중요

착상전기		배아기(수정 후 주수)						태아기(수정 후 주수)			
1	2	3	4	5	6	7	8	9	16	32	38

신경관결손증 ────── 지적장애 ────── 중추신경계

대혈관전위, 심방중격결손, 심실중격결손 ── 심장

무지증, 부분무지증 ── 상지

무지증, 부분무지증 ── 하지

구순열 ── 윗입술

귀의 기형, 난청 ── 귀

소안구증, 백내장, 녹내장 ── 눈

치아애나멜 저형성증과 착색 ── 치아

구개열 ── 구개

여성 생식기의 남성화 ── 외부 생식기

착상전기: 자연유산(흔함) — 상실배, 배반포, 배자판, 양막 / 기형 발생에 민감하지 않음

주요선청성기형 | 기능적 장애와 소기형

임신 시기에 따른 배아형성 및 태아 발달[※]

기관들이 어느 정도 다 만들어지므로, 콩팥의 주요 기능인 소
변이 만들어지기 시작하는데요. 임신 16주 이후부터는 양수
로 소변을 배설하게 되고, 이 양수를 다시 삼켜 소변을 만드
는 과정이 반복적으로 일어나게 됩니다. 그 때문에 K 씨는 태
아에게 콩팥이 만들어지지 않아, 양수가 거의 없는 상태로 병

[※]   대한산부인과학회.《산과학(제6판)》. 제12장 기형학. p.216.

2장
유산의 원인과 치료

원을 찾아오게 된 것이었죠.

K 씨는 임신 전부터 '안지오텐신II수용체 차단제(Angiotensin II Receptor Blocker, ARB)'와 '칼슘채널 차단제(Calcium-channel blocker, CCB)'의 복합제의 고혈압약을 먹고 있었는데요. 안지오텐신II수용체 차단제는 태아의 콩팥 무형성 또는 기형을 일으키는 약제로, 임신 중에는 금기시되는 약으로 알려져 있습니다. 이 외에도 '안지오텐신전환효소 저해제(Angiotensin Converting Enzyme Inhibitor, ACE-I)' 역시 태아의 콩팥 형성에 영향을 미칠 수 있으므로, 임신을 준비하는 가임기 여성이라면 반드시 상담을 받아 복용 약을 조절해야 합니다.

그럼 다른 케이스 하나를 더 살펴보도록 하겠습니다.

백혈병으로 글리벡(Gleevec)*을 복용하며 치료 중이던 J 씨(외국인)는, 임신 6주 차에 임신 유지 여부를 상담받고자 병원을 찾아왔습니다. 그녀는 반복적인 치료적 유산(산모의 건강상의 이

---

* 백혈병을 일으키는 주원인인 특정 유전자를 선택적으로 증식을 억제하여 암세포의 증식을 억제하는 약물.

유로 불가피하게 유산을 하는 경우 치료적 유산이라고 합니다)을 할 수밖에 없는 상황이었는데요. 남편의 나이가 많음에도 불구하고 그녀는 강력하게 임신을 원했지만, 글리벡을 지속적으로 복용해야 하는 건강 상태와 사산 위험(글리벡 복용 시 태아의 기형이나 유산, 사산 가능성이 높아집니다) 때문에 어쩔 수 없이 임신 유지를 포기할 수밖에 없었습니다.

외래 진료를 보다 보면 J 씨와 같은 케이스 외에도 항암 치료가 필요한 임산부들을 종종 마주하게 되곤 하는데요. 특히 최근 유병률이 증가하고 있는 유방암이나 조기 발견이 어려운 난소암으로 산모들이 찾아오곤 합니다. 이 중에서도 유방암의 경우, 임신 중에는 유방의 발달로 인하여 의사의 입장에서 마음이 급해지곤 합니다. 아이의 모유 수유를 위해 가슴 발달이 이루어지므로, 혈액 순환이 매우 활발해지고 크기도 증가함에 따라 유방암 전이가 잘 될 수 있기 때문입니다. 유방암뿐만 아니라 난소암 역시 마찬가지인데요. 임신을 하면 아이의 성장 발달을 위해 자궁 및 난소 등에 혈관이 발달하고 혈류가 많아지므로, 출산과 항암 치료의 위급성에 따라 이른 분만을 결정하기도 합니다.

2장
유산의 원인과 치료

하지만 이런 임산부가 임신 초기에 병원을 오게 된다면 저는 마음은 아프지만 단호하게 유산을 권고합니다. 자신뿐 아니라 다른 가족을 위해서라도 치료를 받는 것이 우선이기 때문입니다. 건강한 몸으로 다시 임신을 준비하는 것이 태어날 아기를 위해서도 행복한 일일 테니까요.

의사로서 가장 어려울 때는 어쩔 수 없는 임산부의 건강, 임신인 줄 모르고 약을 조절하지 못해 아이를 품은 경우, 분만을 하더라도 아이가 생존이 불가능하게 될 때입니다. 그럴 때마다 저는 이 말을 임산부와 가족에게 어떻게 전해야 할지 난감해지곤 합니다. 물론, 이 상황을 정확하게 이해시키고 최대한 담담하게 설명하는 것이 저의 역할이자 숙명이겠지요. 하지만 아이를 간절히 원했던 산모와 가족이라면 저의 말이 얼마나 가슴에 비수를 꽂는 것이 될지 누구보다 잘 압니다. 다음에는 건강하게 임신과 출산을 준비하자는 말이 큰 위로가 되지 않는 것도 알고 있습니다.

하지만 산모가 건강한 상태에서 계획된 임신을 하는 것은 매우 중요합니다. 산모의 몸과 마음이 건강한 상태에서 임신이 되어야 출산까지, 또 이후 양육까지 안전하게 갈 수 있습니다. 아기를 바라는 간절한 마음은 잘 알지만 나중에 닥칠 어려움을 생각하면, 무엇보다 산모의 몸을 우선적으로 챙길 수밖에 없다는 것을 이해해 주셨으면 합니다.

대부분의 경우, 임신 중 복용하지 말아야 하는 약들, 특히 기형을 유발하거나 유산율이 높아 치명적인 약들은 잘 알려진 편입니다. 앞에서 설명한 약들 외에도 '항경련제', '스테로이드 제제', '리튬', '여드름 치료제(비타민 A 유도체인 레티노이드(retinoids) 계열 약)', '항혈전제(와파린)', '쿠마린' 등 여러 약제가 있습니다.

반면에 일반적으로 복용하기 꺼려지는 정신과 약이나 감기약 등은 의외로 (현재까지 보고된 연구 자료에 의하면) 임신 중 태아 기형을 유발하거나 유산에 크게 영향을 미치지 않는 것으로 알려져 있습니다.

만약 임신 전에 특정 질환으로 약을 계속해서 복용하고 있거나, 일상적인 약이라도 걱정되는 요소가 있다면 반드시 전문의와 상담을 나누는 것이 좋습니다. 직접 방문하기 어려운 경우라면 《임신부·모유수유부의 안전한 약물 사용》(군자출판사, 2024)이라는 책을 추천합니다. 10대 질환(두통, 감기, 우울증, 고혈압, 당뇨 등)을 선정하여 복용하는 약물의 안전성에 대해 자세히 기술하고 있습니다. 그뿐만 아니라 임신 중과 모유 수유 중 약물 사용의 안전성에 대해서도 언급하고 있으므로, 참고하면 많은 도움이 될 것입니다. 이 외에도 좀 더 도움이 필요하다면 임산부약물정보센터·마더세이프(상담번호: 1588-7309), 아이사랑 약물상담(1644-7373)을 통해 전화 상담을 받아 볼 수 있으니 참고하시기를 바랍니다.

2부
유산

습관성 유산을 겪는 산모들에게

40대 중반의 산모 U 씨는 넓은 검은 챙 모자와 몸에 달라붙는 호피 무늬 원피스를 입은 채 우리 병원을 찾아왔습니다. 30분간의 상담 결과, 그녀는 유산을 잘 일으키는 항인지질 항체증후군(antiphospholipid antibody syndrome, APS)을 진단받았고, 그로 인해 8번의 유산(대부분 임신 6~10주 사이)을 겪었다는 사실을 알 수 있었습니다. 헤파린 주사와 아스피린, 그리고 면역 치료제까지 맞는 등 필요한 의학적 치료를 다 했음에도 불구하고 매번 유산이 되었다고 합니다. 결국 그녀는 역술인까지 찾아가기에 이르렀고, 역술인을 통해 "서쪽에 있는 병원으로 가라. 반드시 아이를 낳게 해 줄 것이다."라는 말을 듣게 되어 우리 병원을 찾아왔다고 합니다.

2장
유산의 원인과 치료

제발 지금 뱃속에 있는 아이 하나라도 낳게 해달라며 애원하는 U 씨에게, 처음에는 "걱정하지 마세요. 잘될 겁니다."라고 말하기가 어려웠습니다. 난임 시술로 고생하지 않고 전부 자연 임신에 성공했다는 사실은 의외였지만, 자연 임신 사실에도 불구하고 임신 유지에는 여러 번 실패한 만큼 잘될 수 있을까 의문이 생겼기 때문이었죠. 제가 건넨 어설픈 위로나 장담이 이후 그녀에게 더 큰 상처를 주게 될까봐 두렵기도 했습니다.

U 씨는 그렇게 우리 병원에서 진료를 받기 시작했습니다. 초음파를 통해 아이가 건강하게 잘 있는 것을 확인한 저는 그녀에게 "앞선 임신 유지 실패로 헤파린 주사와 아스피린이 효과가 없다고 생각하실지 모르겠지만, 그래도 꼬박꼬박 주사와 약을 챙기셔야 합니다."라며 이에 대한 다짐을 받았습니다. 그리고 또 한편으로는 무엇보다 마음을 편안하게 먹고 임신 유지가 잘될 것이라는 긍정적인 믿음을 가질 것을 거듭 당부했습니다.

한 주 한 주가 흘러갔고, U 씨는 진료를 받을 때마다 벅찬 마음으로 눈물을 흘렸습니다. 사업으로 바쁜 남편 역시 휴직까지 하며 산모의 뒷바라지에 매달리는 등, 부부는 최선의 노력을 다했는데요. 결과적으로 U 씨는 임신 33주에 전치태반(잦은 유산과 유산 시술로 인한)과 조기 자궁 수축으로 인해 제왕절개 분만을 했습니다. 이때, 남편이 전치태반과 조기 자궁 수축에 대해 U 씨를 나무라기도 했는데요. 의학적 지식이 없으니 흔히 볼 수 있는 남편들(그리고 가족들)의 반응이기도 합니다. 저는 남편분께 절대 이것이 산모의 잘못이 아님을 의학적으로 설명하며 "무슨 일이 있어도 산모에게 부담을 주지 마세요. 늘 편하게 해 주시는 게 가장 중요합니다."라는 충고를 드렸습니다. 우여곡절을 겪긴 했지만 다행히 산모도 태아도 건강하게 출산 과정을 마칠 수 있었고, 그렇게 그녀는 남편과 함께 기쁨의 눈물을 흘리며 아이를 품에 안을 수 있었습니다.

U 씨의 경우처럼 습관성 유산을 겪는 산모들이 종종 있습니다. 무엇보다 이들이 힘든 부분은, 잦은 유산을 통해 몸과 마음이 너무 많은 고생을 하는 것인데요. 임신을 하더라도 늘 유산을 걱정하고 다음 임신을 생각하는 등 수만 가지 걱정에 사로잡힘으로써 자존감 하락이나 우울증까지 겪게 되곤 합니다. 사람의 힘으로, 개인의 의지로 되는 일이 아니다 보니

185

2장
유산의 원인과 치료

심리적으로 약해질 수밖에 없는 것이죠. 그런 면에서 U 씨는 그 패션 감각만큼이나 남다른 긍정적인 마음가짐을 갖고 있었다는 것이 출산 성공의 가장 큰 힘이 되지 않았나 싶습니다. 분명 힘들고 지친 마음을 안에 담고 있었을 것임에도 불구하고 늘 웃는 얼굴로 유쾌함을 보여주었던 그녀였기에, 저역시 그런 그녀에게 조금이라도 더 희망을 주고자 노력했던 기억이 납니다.

습관성 유산은 일반적으로 3회 이상 연속적으로 유산이 일어나는 것을 말하며, 약 1%의 여성에게 발생하는 것으로 알려져 있습니다. 최근에는 면역학적 요인에 관심이 높아지고 있습니다만, 아쉽게도 아직 자가 면역 질환의 원인은 명확하게 밝혀지지 않았습니다. 다만 심한 스트레스를 겪은 후에는 해당 질환이 발생하는 경우가 많다고 알려져 있습니다.

자가 면역 질환이란, 쉽게 말해 외부로부터 내 몸을 지켜주어야 할 면역세포가 내 몸을 공격하는 질환을 말합니다. 즉 산모가 임신하면, 임신 조직 자체를 자가면역 세포들이 공격해 세포의 성장을 방해하는 것입니다. 우리가 흔히 아는 '전신성 홍반성 루푸스(systemic lupus erythematosus, SLE)', '류마티스 관절염(rheumatoid arthritis, RA)', '항인지질 항체증후군(antiphos-

186

pholipid antibody syndrome, APS)' 등이 자가 면역 질환에 속하며, 각각 특정 항체들에 의해 진단됩니다.

U 씨가 가지고 있던 항인지질 항체증후군의 항체는, 특징적인 세 가지 중 한 가지가 높게 나타날 때 진단됩니다. 낮은 농도의 비특이적인 항인지질항체는 건강한 여성의 약 5%에서도 나타나는 것으로 알려져 있지만[*], 특정 항체가 나오는 경우 사산 위험성이 3~5배 정도 올라가고[**], 치료를 받는다고 하더라도 반복 유산 발생률은 20~30%에 달합니다. 또한 이러한 전신성 홍반성 루푸스나 항인지질 항체증후군을 앓고 있는 임산부는 임신 중기 이후에 임신중독증 발생 위험도 있어 임신 기간 동안 주의 깊은 산전 진찰이 필요합니다.[***]

의사의 몫이 의학적인 기준에 맞춰 정확한 지식을 전달하고

[*]   산과적 항인지질 항체증후군. Branch DW, Silver RM, Porter TF. Obstetric antiphospholipid syndrome: current uncertainties should guide our way. Lupus. 2010 Apr;19(4):446-52
[**] 사산에서 보이는 항인지질항체들. Silver RM et al. Antiphospholipid antibodies in stillbirth.Obstet Gynecol. 2013 Sep;122(3):641-57
[***] 대한산부인과학회.《산과학(제6판)》. 제46장 결합조직병. p.986.

2장
유산의 원인과 치료

치료 방침을 정해 치료하는 것이라면, 환자의 몫은 그 나머지 전부입니다. 그러니 만약 지금 이 글을 읽는 분들 중 반복적인 유산으로 힘들어하는 분이 있다면, 쉽지 않겠지만 조금이라도 더 긍정적인 마음을 갖기 위해 노력해 보시길 간절히 바랍니다. 임신 유지에 지나친 신경을 쓰기보다 다른 취미 활동*들을 통해 마음의 평온을 찾으려고 노력해 보는 것도 좋은 방법입니다. 그렇게 유쾌하고 긍정적인 마음을 조금씩 키워본다면, 호피 무늬 산모 U 씨처럼 기적 같은 아이를 품에 안을 수 있을 것이라 믿습니다.

---

* 　최근에는 전국 보건소의 모자보건센터 및 난임임산부심리상담센터에서
　난임부부, 임신출산 산모 및 가족들을 위한 각종 자조프로그램(꽃꽂이, 식물
　키우기, 산림힐링체험, 캘리그래피, 명상 등)들이 활성화되어 있는데, 이러한 활동
　에 참여해 보는 것도 권장됨.

2부
유산

고혈당이 태아에게 미치는 영향

32세의 K 씨는 직장인 임산부로, 6주 차일 때에 우리 병원을 찾아왔습니다. 상담 결과, 그녀는 20대 초반에 당뇨를 진단받아 당뇨약을 복용 중이었는데요. 직장 생활을 하다 보니 당뇨약을 잘 챙겨 먹지 못해 '공복 혈당'과 '저녁 식후 혈당'이 다소 높은 편이었습니다. 이에 저는 그녀의 당 조절을 위해 공복 혈당과 식후 혈당 모니터링을 최우선으로 삼았고, 그렇게 그녀는 1주 간격으로 병원을 찾아오며 진료를 받았습니다.

그렇게 K 씨의 혈당이 조절되는 듯싶던 즈음 문제가 생겼습니다. 10주 차가 되던 때, K 씨가 입덧이 없어진 것 같다며 병원을 찾아온 것입니다. 저는 불안한 마음으로 초음파 검사를 했고, 검사 결과 아이의 심장이 멈추었다는 것을 알 수

189

있었습니다. 한참을 자책하며 울다가 진료실을 나가던 그녀의 모습이 아직도 눈에 선합니다.

K 씨의 경우처럼 혈당이 잘 조절되지 않는 당뇨는 임신 초기에 위험합니다. 그러나 이에 대한 의학적 지식을 가진 사람이 많지 않은 탓에 임신 전 당뇨는 간과되곤 하는데요. 무엇보다 계획된 임신이 아닐 경우, 이런 일이 더 자주 발생하곤 합니다. 앞서 이야기했듯, 계획적으로 임신을 하게 되면 건강 관리를 통해 임신 전부터 당 관리를 하게 되므로 이런 부분을 예방할 수 있기 때문이죠.

건강 관리의 부주의로 인해 유산될 경우, 많은 산모들이 스스로 큰 자책감에 빠지곤 합니다. 아무래도 유산의 원인이 본인의 부주의 탓이라는 생각에 가족들에게도 더 큰 미안함을 느끼기 때문일 것입니다. 하지만 문제는 대부분의 부부들이 이런 상황에 대한 위험성을 잘 인지하지 못한다는 겁니다.

우리는 일반적으로 '다른 사람은 몰라도 내게 남들 같은 불행이 찾아오진 않을 거야.'라는 생각을 하며 살아갑니다. 임신의 경우, 특히 더 그런 편인데요. 그렇다 보니 비교적 젊은 나이의 임산부나 가족들의 경우, 임신 초기에 주치의가 주의 사항을 꼼꼼히 알려 주어도 심각하게 받아들이지 않는 경우가 종종 있습니다. 물론 주치의의 주의 사항을 심각하게 받아들이지 않는다고 다 유산이 되는 건 아닙니다. 하지만 좀 더 꼼꼼하게 건강을 위해 노력한다면, 임신 유지가 되지 않더라도 상황이 벌어진 뒤에 찾아올 자책감과 후회는 조금이라도 덜어지지 않을까 하는 안타까움을 느끼곤 합니다.

당뇨는 많은 사람이 일반적인 성인병으로 잘 알고 있는 질환입니다. 문제는 점점 젊은 당뇨 환자들이 많아지는 추세라는 것입니다. 당뇨는 초기에는 그 자체로 특별한 합병증이 없기 때문에 관리에 소홀하기 쉽습니다. 그러나 나이가 들면서, 혹은 임신처럼 당뇨가 발생할 수 있는 체내 환경이 가속화될 경우 당뇨가 악화되거나 합병증 발생 위험이 크게 증가하게 됩니다.

혈액 속에 필요 이상으로 포도당이 많을 경우, 혈액 속에 떠다니는 알부민(Albumin)과 결합하여 최종당화산물(AGE, 당독소)을 만들게 되고, 이 물질이 혈관 벽에 염증을 일으키게 되는데요. 이렇게 일어난 염증에 혈전과 같은 찌꺼기가 끼게 되면, 작은 혈관부터 막히게 되어 합병증이 생기게 됩니다. 특

191

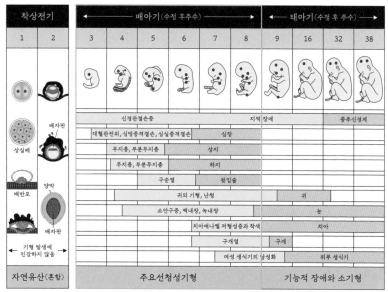

착상전기		배아기 (수정 후주수)						태아기 (수정 후 주수)			
1	2	3	4	5	6	7	8	9	16	32	38
상실배 / 배반포	배자판 / 양막 / 배자판	신경관결손증						지적 장애		중추신경계	
		대혈관전위, 심방중격결손, 심실중격손			심장						
		무지증, 부분무지증			상지						
		무지증, 부분무지증			하지						
			구순열			윗입술					
			귀의 기형, 난청						귀		
		소안구증, 백내장, 녹내장						눈			
				치아애나멜 저형성증과 착색				치아			
				구개열				구개			
				여성 생식기의 남성화				외부 생식기			
자연유산(흔합)		주요선청성기형						기능적 장애와 소기형			

기형 발생에 민감하지 않음

임신 시기에 따른 배아형성 및 태아 발달

히 임신 초기에는 수정란이 착상하여 자궁내막에 자리 잡기 위해 원활한 혈액 순환이 이루어져야 하는데요. 이때 산모의 혈당 조절이 잘되지 않는 경우, 유산의 위험이 증가할 수밖에 없습니다.

당뇨는 임신 중에 흔히 발생하는 합병증이기도 합니다. 임신 전부터 당뇨를 진단받아 치료 받는 당뇨병 임신(pregestational diabetes)과 임신 이후에 당뇨병을 진단받는 임신성 당뇨병(gedtational diabetes)으로 나누어집니다.

임신 중 합병증 발병 정도는 혈당 조절 여부에 따라 달라집니다. 임신 중에는 태아 성장을 위해서 성장의 거름이 되는 포도당을 축적하는 과정이 일어나게 되는데요, 임신 주수가 진행될수록, 임신성 당뇨병의 위험은 자연히 증가하게 된다는 것이죠. 이럴 경우, K 씨처럼 유산이 될 수 있을 뿐만 아니라 태아의 선천성 기형 역시 나타날 수 있습니다. 계획된 임신과 건강 관리가 주목되는 이유입니다.

다음 표를 통해 확인할 수 있듯이 태아의 선천성 기형은 임신 3~8주경에 주로 발생합니다. 이때, 당뇨로 인한 주요 기형의 발생 빈도는 5~10%로, 염색체 이상을 포함한 기본 기형 발생률(3~6%)[*]과 비교해도 높은 수치입니다.

당뇨로 인한 태아 기형의 발생 원인은 아직 명확하게 밝혀지지 않았습니다. 고혈당 자체가 산화를 일으키는 독성물질인 유리산소기(free oxygen radical)를 발생시켜 조직 세포의 기능을 손상시키고, 이 영향으로 조직의 구조가 변형되어 선천

---

[*] CDC Archive(https://www.cdc.gov/globalhealth/stories/2022/world-birth-defects-day-2022.html).

성 기형을 유발하는 원인이 된다고 하는데요. 특히 당화혈색소가 8% 이상인 경우, 태아 기형의 빈도가 3~6배 증가하는 것으로 알려져 있습니다.

반면에 임신성 당뇨병은 임신 24~28주 사이에 진단하게 됩니다. 이전 임신에서 임신성 당뇨병을 진단받았거나 당뇨병 가족력이 있는 경우, 또는 임신 초기 소변 검사에서 당이 빠져나오거나 비만 등 당뇨병 발생의 위험이 있는 경우에는 임신 초기라도 임신성 당뇨병 진단을 위한 검사를 하게 됩니다. 그리고 임신 초기 검사에서 임신성 당뇨병이 진단되면, 즉시 엄격한 혈당 조절 관리에 들어가게 됩니다.

이처럼 임신 초기의 혈당 관리는 유산을 예방하는 데 있어 매우 중요합니다. 대부분의 임산부들은 비교적 젊은 나이이기에, 고령의 여성들과 비교하면 상대적으로 본인의 건강 상태를 정확히 알지 못하는 경우가 많습니다. 그러므로 '고혈압'이나 '당뇨'처럼 생활 습관 개선을 통해 충분히 개선 가능한 질환의 경우, 건강을 먼저 관리한 뒤 임신하는 '계획적 임신'을 하는 것이 좋습니다. 그렇게 준비된 임신이야말로 유산이나 태아의 선천성 기형 발생뿐만 아니라, 고위험 질환(임신중독증, 혈전, 저체중아 또는 과체중아 등)까지 예방할 수 있습니다.

194

초음파에 이상이 있대요

산부인과 의사로 일하다 보면 다양한 증상과 원인들로 염색체 이상을 확인하고자 하는 환자들을 만나게 됩니다. 어떤 산모는 초음파에서 목덜미가 두꺼워져 있다며 찾아오고, 어떤 산모는 초음파를 보는 도중 태아 수종*이 확인되었다고 찾아오며, 어떤 산모는 니프티(Non invasive prenatal test, NIPT) 검사지를 들고 찾아오기도 하고, 어떤 산모는 기형아 검사에서 다운증후군 고위험이 나왔다며 검사지를 들고 찾아오기도 합니다. 이러한 환자들은 대부분 양수 검사를 통한 확진 검사를 권고하는 증례들입니다.

* 태아의 머리 뒤쪽이나 폐, 심장, 피부 등에 체액이 고이는 현상.

195

임신 초기부터 저에게 산전 진찰을 받아오던 임산부든, 타 병원에서 대학병원 진료를 권고받고 오는 임산부든 초음파를 보는 중 태아 목덜미 투명대의 두께가 정상보다 두껍다거나, 태아 수종 등이 확인되면 초음파를 보는 어두운 방에서는 긴장된 상태로 더욱 어두운 침묵이 깔리면서 아무 말이 없습니다. 저는 말없이 초음파를 여기저기 찍어 가는 동시에, 그 짧은 순간 많은 고민이 머리를 스쳐 지나갑니다. '아, 어떻게 말을 해야 할까.' 하는 생각이 들기 때문입니다. 하지만 상황을 정확하게 전달하는 것이 저의 일이기에 "안타깝지만 추가 검사를 통해 정확한 아이의 상태를 확인하셔야 할 것 같습니다."라는 말과 함께 담담하게 여러 가능성을 설명하곤 합니다.

저 역시 두 아이의 엄마로 아이가 건강하게 만삭까지 뱃속에서 무럭무럭 커 주길 바라는 엄마의 심정을 너무나 잘 이해합니다. 산모들은 이런저런 검사에 대해 설명을 듣고 다음 선택을 해 나가는 과정을 밟으며 많이 힘들겠지요. 때때로 산모들의 눈을 도저히 바라볼 수 없을 때도 많습니다. 그 그렁그렁한 눈을 보면 저도 꼭 눈물이 날 것만 같아서입니다. 제가 거기서 눈물을 보이면 정말 이 아이가 문제가 있는 아이로 낙인이 찍혀 버리게 되는 것 같아 저는 이 순간에 임산부와 가족들에게 설명하는 것이 참 어렵습니다.

추가 검사 후 병원을 나서는 임산부들은 검사 결과가 나오기 전까지 지옥 같은 2주를 보내게 됩니다. "너무 걱정하지 마세요."라고 말을 건네 보지만, 그 기다림은 참 힘들 것입니다. 지금 이 글을 읽고 있는 이들 중에도 그런 초조함을 지나고 있는 분이 있을 것입니다. 그런 분들에게 용기와 희망을 잃지 말라고 이야기해 주고 싶습니다.

최근 외래를 보러 오는 환자들을 보면 인터넷에서 미리 정보를 찾아보고 오는 경우가 많습니다. 개중에는 유산을 마음먹고 오는 분들도 상당한데요. 진료를 하고, 검사를 하며 설명하다 보면 의사로서 답답함을 느끼기도 합니다.

이 분들이 맘카페나 포털사이트 등 인터넷을 통해 습득해 오는 정보들은 대부분이 의학적인 지식을 기초로 하지 않습니다. 그저 작성자의 주관적인 경험과 의견을 바탕으로 한 정보들이기에, 그만큼 부정확한 내용들이 많을 뿐만 아니라 환자가 가질 필요 없는 불필요한 불안감까지 갖게 만듭니다. 문제는 이런 잘못된 정보들로 인해 전문의를 만나기도 전에

197

잘못된 선택을 하는 분들이 적지 않다는 것입니다. 당부컨대, 산모와 태아 모두를 위해서라도 산부인과 의사들과 직접 상담하여 불필요한 마음고생은 하지 않았으면 합니다.

일반적으로 많이 이루어지는 기형아 검사는 임신 11주에서 18주(혹은 22주) 사이에 하는 '쿼드 테스트(quad test)'와 '기형아 선별 검사(sequential test)' 그리고 '통합 분석 검사(integrated test)'가 있습니다. 이 검사들은 혈액 검사를 통해 특정 호르몬 4가지를 분석하여, '다운증후군', '파타우증후군', '에드워드증후군', '신경관 결손', 이 4가지 질환에 대한 통계적 연관성을 분석합니다. 이를 통해 고위험군과 저위험군으로 분류되게 됩니다. 다시 말해 해당 검사들은 정확한 염색체를 분석하는 확진 검사가 아니라 다운증후군, 파타우증후군, 에드워드증후군, 신경관 결손의 위험도를 따지는 선별 검사의 기능을 가진다는 것입니다.

간혹 20주 이후에 정밀 초음파를 보는 중 아이의 기형이 발견되거나, 출산 이후에 기형이 확인될 경우 "기형아 검사들이 모두 정상이었는데 왜 아이가 기형인가요?"라고 물으시는 분들이 있는데요. 조금 전 설명한 것처럼 해당 검사들은 고위험이냐 저위험이냐를 따지는 선별 검사일 뿐, 정확한 염색체 이상을 확진하는 검사가 아님을 기억하시면 좋겠습니다, 또한, 전 세계적으로 3~6%는 염색체 검사상 아무 이상이 없더라도 기형이 있을 수 있다고 합니다. 그러니 염색체 이상이 의심되는 경우라면, 산부인과 주치의 선생님들과 직접 상담하여 추가 검사를 결정하는 것이 바람직합니다.

2장
유산의 원인과 치료

선택적 유산을 권고하는 경우

선택적으로 유산을 결정한다는 것은, 임산부 스스로 죄책감과 자책감이 들 수 있으므로 매우 어려운 일입니다. 산부인과 선생님들마다 각자의 생각이 다르고 또한 논란의 소지도 있을 수 있겠지만, 저는 태아의 생존에 치명적인 문제가 생긴 경우라면 환자들에게 유산을 권하는 경우도 있습니다. 신경학적 이상 소견이 명확하거나 양수 검사를 통해 염색체의 이상이 확실하게 진단될 경우 등이 있겠습니다. 이러한 이상으로 태아가 생존할 수 없다고 판단된다면 충분한 상담을 통해 유산을 결정하기도 합니다.

치명적인 기형이나 염색체 이상이 확인되더라도, 종교적인 이유나 개인적인 신념으로 출산을 원하는 환자들도 많습니다. 그러면 저는 의사로서 그들의 선택을 존중하여 최대한 건강하게 분만할 수 있도록 최선을 다해 돕습니다.

200

2019년에 인공 임신 중절(낙태죄)이 헌법불합치 판결*을 받았지만, 현행 모자보건법과 형법의 개정이 이루어지지 않아 법률상 인공 임신 중절의 기준은 명확하게 확립되지 않았습니다. 하지만 인공 임신 중절을 선택한다고 하여, 그 사람을 비난할 수 있는 사람은 없을 것이라 생각합니다. 인공 임신 중절에 대한 여성의 결정권에 힘을 실어 줄 수 있는, 하지만, 소중한 생명을 지키기 위한 노력도 반드시 전제되어야 하기 때문에 인공 임신 중절에 대한 법 개정을 포함한 사회적 합의가 필요한 시점이라 생각됩니다.

논제와 다른 이야기를 조금 더 해 본다면, 의학 기술의 발달로 염색체 이상을 확인할 수 있는 검사는 '니프티' 외에 양수 검사를 통한 염색체 검사인 '염색체 마이크로어레이(Chromo-somal microarray, CMA)'도 있습니다. 이 검사를 통해 고해상도로 많은 수의 유전자 이상을 분석할 수 있습니다. 다만 니프

※　2019년 4월 11일 헌법재판소는 낙태죄가 태아의 생명존중권과 여성의 자기결정권 중 현행 형법과 모자보건법이 여성의 자기결정권을 지나치게 침해한다고 판단하여 '헌법불합치' 판결을 내렸으며 2020년 12월 31일까지 법 개정을 주문했으나 법 개정이 이루어지지 않아 현재는 아무런 법적 기준이 부재한 상태임.

2장
유산의 원인과 치료

티 검사에서 고위험이 나오는 경우에도 50% 정도는 정상으로 나오며, 염색체 마이크로어레이 검사에서도 기존에 보고된 적이 없거나 다양한 임상 결과를 보일 수 있는 '유전자 복제수 변이'가 나타날 경우 이를 임상적으로 정확하게 설명하기는 어렵다는 단점이 있습니다.

또한 정상적인 세포유전학적 검사 결과임에도 구조적 기형이 발견된 태아로부터는 약 6.5%에서 CMA 검사 이상 소견이 관찰되었고, 세포유전학적 검사 결과와 초음파 검사 결과가 모두 정상인 경우에는 약 1.0~1.1%의 CMA 검사 이상 소견이 확인된다는 연구 결과*들이 있는데요. 저는 오히려 지나치게 발달하고 있는 과학기술들로 인해 하지 않아도 될 검사까지 하는 경우가 종종 있다는 생각이 듭니다. 그 검사 결과 때문에 아주 희박한 가능성조차 불필요한 불안감을 조장해 인공 임신 중절로 이어지지 않을까 걱정이 앞서는 것이지요.

반면, 다양한 세포유전학적 검사와 임상 정보들을 수집

* Callaway JL, Shaffer LG, Chitty LS, Rosenfeld JA, Crolla JA. The clinical utility of microarray technologies applied to prenatal cytogenetics in the presence of a normal conventional karyotype: a review of the literature. Prenat Diagn 2013;33:1119-23.

하여 분석하는 연구들도 진행이 되고 있어 정확한 정보를 전달하기 위한 노력도 더해지고 있습니다. 마지막으로 덧붙이자면, 이런 검사들은 가격 역시 만만치 않으니 주치의 선생님과 면담하여 꼭 필요한 경우에만 시행할 것을 권합니다.

2장
유산의 원인과 치료

자궁경부 건강이 중요한 이유

임신 18주의 J 씨는 아랫배 통증으로 본래 다니던 병원을 찾아갔습니다. 해당 병원에서는 J 씨에게 자궁경부가 짧아졌다는 얘기를 해 주었고, 이에 J 씨는 우리 병원 응급실로 급히 이동하게 되었습니다.

J 씨는 30대 초반으로, 해당 임신이 첫 임신이었으며 혈압이나 당뇨 등 특별한 병력도 없었습니다. 유산을 한 적 역시 없었습니다. 병원에 도착한 당시, 초음파로 확인해 본 결과 J 씨의 자궁경부는 짧아지다 못해 양막이 이미 자궁경부 밖으로 밀려 내려온 상태였습니다.

J 씨는 급하게 입원 수속을 밟고 자궁경부 원형결찰술(자궁경부를 묶는 수술*) 가능 여부를 판단하기 위한 검사를 받았지

204

만, 결국 자궁 수축이 생기기 시작하면서 자궁경부 원형결찰술을 해 보기도 전에 아이를 잃고 말았습니다.

임산부의 양막이 내려올 대로 내려오면 자궁 수축이 생기게 되기도 하고, 또 양막을 밀어 올리고 수술을 진행하던 도중 양수가 터지는 일도 생기곤 하는데요. 이처럼 J 씨와 같은 케이스의 경우, 병원을 방문한 이후의 과정들을 환자나 환자의 가족들은 전혀 예상할 수 없다 보니(길지 않은 시간 동안 심각한 진단과 유산까지) 크게 당혹감에 빠지곤 합니다.

자궁경부는 평소에는 손가락이 들어가지도 않을 정도로 닫혀 있지만, 자궁 수축(진통)이 생기면 서서히 짧아지면서 열리게 되는데요. 보통 37주 이후의 만삭 시기에 3kg 내외의 아이가 분만되기 위해서는 자궁경부가 10cm가량 열리게 됩니다. 정상적인 분만의 경우, 자궁 수축을 동반하면서 자궁경부가 열리게 되는데요. 자궁 수축 없이 저절로 자궁경부가 열려 버리는 경우, 이를 '자궁경부무력증'이라고 합니다. 쉽게 말해 자궁경부를 잡아 주는 힘이 부족해 저절로 열려 버리는 것이

＊   McDonald operation(맥도날드수술) 또는 Shirodkar operation(쉬로드카 수술).

자궁경부무력증입니다.

　자궁경부무력증일 경우, 저절로 열려 버린 자궁경부를 묶어 아이가 분만되는 것을 막아 주는 수술을 하게 되는데요. 다만 이 수술은 자궁 수축이 없는 경우에 가능합니다. 이런 경우 앞서 말한 자궁경부 원형결찰술을 하게 됩니다. 하지만 산모가 자궁 수축 증상(배가 아팠다 안 아팠다 하거나, 공처럼 딱딱하게 뭉치거나 허리가 아픈 증상)에 의해 자궁경부가 짧아지면서 자궁이 열린 상태라면 이는 조기 진통에 해당하므로 이때는 자궁경부를 묶는다 해도 임신 주수를 오래 끌지 못하는 것이 일반적입니다.

왜 이른 주수에 자궁경부가 열리면 위험할까요? 그건 바로 이른 분만으로 이어질 수 있기 때문입니다. 3kg 근처의 아이는 머리 크기가 크기 때문에 자궁경부가 충분히 열려야 분만이 가능합니다. 따라서 이른 주수가 아닐 때 자궁경부가 열린다고 해도 분만으로 바로 이어지지 않는 경우도 많고, 더구나 어느 정도 임신 주수를 채운 경우 아이는 그렇게 위험하지는 않습니다. 하지만 임신 18주 근처의 이른 주수에 자궁경부가 열릴 경우, 태아의 크기가 매우 작으므로 조금만 자궁경부가 열려도 쉽게 분만으로 이어지게 됩니다.

그렇다면 자궁경부가 열려 버리는 이유는 무엇일까요? 자궁경부무력증의 원인은 크게 다음 세 가지로 구분할 수 있습니다.* 첫 번째는 이전 임신에서 조산했던 경험이 있는 경우입니다. 임신 37주 이전에 조산을 하거나 임신 14~37주 사이에 유산 또는 사산 경험이 있는 경우, 자궁경부무력증의 발생 위험이 증가합니다.

두 번째는 자궁경부 열상을 겪은 적이 있는 경우입니다. 자궁경부 열상이란, 자궁경부가 찢어진 적이 있다는 것을 말하는데요. 이런 경우 자궁경부의 한 부위가 약해져 있을 가능성이 있어 상대적으로 자궁경부를 잡아 주는 힘이 부족해질 수 있습니다.

세 번째는 자궁경부 원형절제술을 받은 경우입니다. 자궁경부암 선별 검사에서 특정 세포 이상이 나오는 경우, 자궁경부를 원형으로 도려내는 수술인데요, 수술을 위한 기구 삽입을 위해 자궁경부를 확장하게 되므로 자궁경부무력증의

---

* 　자궁경부무력증의 진단, 병인 및 위험인자 (Overview of Cervical Insufficiency: Diagnosis, Etiologies, and Risk Factors) CLINICALOBSTETRICSANDGYNECOL-OGY. Volume 59, Number 2, 237-240.

2장
유산의 원인과 치료

원인이 될 수도 있습니다. 이때 도려낸 자궁경부의 깊이나 너비에 따라 자궁경부를 잡아 주는 힘이 부족해지는 경우가 생깁니다.

마지막 네 번째는 자궁경부를 확장하게 되는 경우입니다. 일반적으로 자궁경부를 확장하게 되는 경우는 유산을 치료*하거나 자궁내막 용종 등을 제거하기 위해서인데요. 해당 치료들은 자궁내막을 긁어내는 시술이므로, 닫혀 있는 자궁경부로 수술 기구가 들어가기 위해 기구로 자궁경부를 넓히게 됩니다. 이뿐만 아니라 자궁내막의 근종이나 자궁내막 상태를 확인하기 위해 자궁경**을 사용하는 경우가 있는데요. 이를 위해서도 역시 자궁경부를 넓혀야 합니다. 즉 이런 시술이 잦아질수록 자궁경부의 힘이 약해짐에 따라 자궁경부무력증의 위험이 높아질 수 있습니다. 드문 경우이지만 자궁의 기형이나 콜라겐 혈관 질환(Collagen vascular disorders) 등도 원인이 될 수 있습니다.

---

* 　유산치료의 경우 자연적으로 배출이 되지 않는 경우 약물 치료를 하거나 수술적 치료(자궁내막 소파술)를 시행함.
** 　자궁내막을 들여다보는 내시경.

자궁경부무력증 예방 방법으로는 (산전 진찰을 하면서) 주치의 선생님의 판단에 따라 프로게스테론을 예방적으로 사용하며, 임신 16주에서 24주 사이에 자궁경부 길이를 정기적으로 측정하기를 권하고 있는데요. 특히 이전 임신에서 조산을 한 경험이 있다면, 자궁경부 길이를 좀 더 면밀하게 측정하다가 자궁경부 원형결찰술이 필요한 경우 시술하도록 권하고 있습니다***. 하지만 자궁경부 원형결찰술은 시술 중 양수가 터지거나 자궁 및 태아 감염이 일어날 수도 있고, 수술 부위에 출혈이 발생하거나 자궁경부 자체가 찢어지고, 수술 이후 사용한 실을 제대로 제거하지 못하는 등의 부작용이 있을 수 있습니다. 즉 신중을 가해야 하는 수술이므로, 반드시 주치의와 상의하도록 합니다.

이처럼 자궁경부무력증은 이른 주수에 아이를 잃게 되거나 조산의 위험이 있습니다. 무엇보다 이전 임신에서 자궁경부무력증으로 치료를 받았을 경우, 이번 임신에서도 약

*** 조산 경험이 없는 증상이 없는 산모에서 자연적인 조산을 줄이기 위한 자궁경부 산전 선별 검사 방법(How to screen the cervix and reduce the risk of spontaneous preterm birth in asymptomatic women without a prior preterm birth). 대한산부인과학회지. Obstet Gynecol Sci. 2023 Sep; 66(5): 337-346.

2장
유산의 원인과 치료

20~30% 정도*의 확률로 재발할 수 있다고 알려져 있는데요. 자궁경부 원형결찰술을 통해 발생률을 낮출 수 있다고는 하지만, 자궁경부무력증의 위험인자를 가지고 있는 경우라면 주치의와 상의하여 주의 깊은 추적 관찰이 필요함을 잊지 마시기를 바랍니다.

* 자궁경부무력증으로 인한 임신 16~27주의 이른 조산과 임신 중기 유산의 재발과 자궁경부결찰술(Recurrence of second trimester miscarriage and extreme preterm delivery at 16~27 weeks of gestation with a focus on cervical insufficiency and prophylactic cerclage.) Sneider K, Christiansen OB, Sundtoft IB, Langhoff-Roos J. Acta Obstet Gynecol Scand. 2016 Dec;95(12):1383-1390..

2부
유산

20주 이전에 양수 문제가 생기면
어떻게 대처할까?

임신 16주 차인 H 씨는 분비물이 조금씩 늘어나는 느낌에 평소 다니던 병원에 갔다가 '양수가 터진 것 같다'는 이야기를 듣고 우리 병원으로 왔습니다. 상담을 해 보니 그녀는 이번이 세 번째 임신으로, 첫째 아이는 38주에 잘 분만했지만 두 번째 임신했을 때에는 15주부터 양수가 터져 병원에 입원했다가 18주경에 유산을 시켰던 경험이 있다고 했습니다. 초음파를 본 첫날, 양수량은 수치상으로 3~4 정도 되었으며, 양수 파막 검사에서도 희미하게 양성이 나와 일단 입원 후 항생제를 사용하며 지켜보기로 했습니다.

다행히 입원한 기간 동안 분비물의 양이 늘어나진 않았습니다. 이후 3일에 한 번씩 양수 파막 검사를 다시 진행했고 검사 결과가 양성 또는 희미한 양성으로 나왔으며 초음파에서도 양수가 급격하게 줄어드는 것이 확인되지 않아 지켜볼 수밖에 없는 상황이 이어졌습니다. 하지만 입원 기간이 길어짐에 따라 H 씨는 두 번째 임신 때처럼 유산을 시키게 되는 것은 아닐까 하는 불안감에 시달렸고, 거기에 첫째 아이와 떨어져 지내는 시간까지 길어지자 우울증이 심해졌습니다.

결과적으로 H 씨는 양수량이 조금씩 줄어드는 것이 초음파를 통해 확인되어 18주경에 유산을 선택했습니다. 회진을 돌 때마다 눈물 흘리던 그녀를 보며 가슴 아팠던 시간들이 아직도 기억 저편에 선합니다.

다른 케이스를 하나 더 보겠습니다.

임신 18주 차인 Y 씨는 자궁경부가 열려 양막이 다 내려온 채로 우리 병원을 찾아왔습니다. 아이의 발이 양막 사이로 왔다 갔다 하는 모습이 보일 정도로 많이 진행된 상태였는데요. 내려온 양막 사이로는 찌꺼기가 많이 보였고, 혈액 검사를 해보니 염증 수치가 높았습니다. 이에 양수 검사를 실시한 결과, 자궁 내에 약간의 염증이 있다는 것을 확인할 수 있었습니다. 저는 Y 씨 부부에게 "자궁경부를 묶어 주는 맥도날드 수술(McDonal's operattion)*을 할 수 있지만 그렇게 하더라도 임신이 유지되지 못할 가능성이 큽니다."라며 상황을 설명했습니다. 개인적으로는 수술하지 않길 바라며 한 얘기였지만, 부부는 강력하게 수술을 원했고, 결국 맥도날드 수술을 받고 항생제를 쓰며 상황을 지켜보기로 했습니다.

아마 Y 씨 부부 입장에서는 당장 수술을 하지 않으면 곧장 유산으로 이어질 수 있다는 생각에 지푸라기라도 잡는 심정으로 수술을 받고자 했을 것입니다. 하지만 안타깝게도 수술은 임신 유지에 도움이 되지 못했습니다. 수술을 받은 뒤인 20주경, Y 씨에게서는 양수가 급격히 줄어드는 것이 확인되었고, 결국 자궁 안에서 사산한 아이를 제왕절개로 분만하게 되었습니다.

보통 이런 어린 주수의 유산은 그전에 제왕절개를 한 경험이 있더라도 질을 통한 분만을 진행합니다. 하지만 Y 씨의 경우, 감염 소견으로 인해 많은 출혈이 예상되어 제왕절개 분만을 결정할 수밖에 없었는데요. 제왕절개를 해 보니 역시나

---

*   자궁경부 원형결찰술의 한 방법.

2장
유산의 원인과 치료

태반이 유착되어 떨어지지 않아 많은 출혈이 일어났고, 감염 소견으로 인해 수술 후에도 상처가 잘 낫지 않아 상당한 시간 동안 고생을 겪어야만 했습니다. 앞선 케이스와 마찬가지로 안타까움과 안쓰러움이 많이 남은 기억입니다.

생각보다 적지 않은 임산부들이 임신 20주 전에 양수가 터져 응급실을 찾아옵니다. 자궁 내 기형이나 자궁선근증으로 인한 자궁 내 공간 부족으로 양수가 터지기도 하지만, 가장 많은 원인은 바로 '감염' 때문인데요. 이때 자궁 내에서 발견되는 균이나 바이러스 등은 질에서 기인하는 경우도 있습니다. 이는 여러 경로가 있는 것으로 알려져 있지만, 질염이 올라와 자궁과 태반으로 감염이 되기도 합니다. 특히 임신 30~32주 이전에 일어나는 이른 시기의 출산일수록 감염 또는 태반의 염증과 관련성이 높습니다[*]. 이 때문에 임신 초기에 세균질증(bacterial vaginosis)을 치료하면 임신 초기 유산이 줄고 자연조산의 빈도가 감소한다는 연구 결과도 있습니다[**].

[*]   대한산부인과학회.《산과학(제6판)》. 제26장 조산. p584.
[**] Ugwumadu A, Manyonda I, Reid F, Hay P. Effect of early oral clinda-mycin on late miscarriage and preterm delivery in asymptomatic women with abnormal vaginal flora and bacterial vaginosis: a randomised con-

이 부분에서 도움이 될 만한 조언을 드려보자면, 임신 초기에 적절한 치료를 받는 것을 권해볼 수 있겠습니다. 대표적으로 임신 초기 산전 검사를 받고자 병원을 방문하면, 질 분비물 검사를 하게 되는데요. 이때 정상 수준 이상의 균이 나오는 경우 주치의 선생님의 진료를 통해 적절한 치료를 받을 수 있습니다.

이른 임신 주수에서 양수가 터지거나 양수가 줄어들어 유산으로 이어지게 되면, 마음뿐만 아니라 몸까지 큰 고생을 하게 되곤 합니다. 앞선 Y 씨의 경우처럼 태반 유착으로 과다 출혈이 일어나기도 하고, 질 출혈로 고생하기도 하며, 감염으로 태반이 남은 자리에 다시 염증이 생기기도 하고, 제왕절개 이후 상처가 잘 낫지 않기도 합니다. 많은 환자가 유산 이후 자책하곤 하는데요. 여기에 몸까지 아픔에 따라 더 아픈 시간을 보내게 되는 것이죠. 때문에 의사로서, 이러한 유산 수술 후 과정을 최대한 자세히 설명하여 조금이라도 몸과 마음의 상처를 덜어드리고자 노력하곤 합니다.

---

trolled trial. Lancet. 2003 Mar 22;361(9362):983-8.

2장
유산의 원인과 치료

양수와 관련된 유산에서 무엇보다 힘든 것은 경과를 지켜보며 유산을 결정하기까지 걸리는 '시간'입니다. 이른 주수에 양수가 터진 환자들의 경우, 의학적인 판단 기준에 따라 명확한 양수파열 증거가 있거나 거의 양수가 없는 상태가 되어 유산을 결정하기까지 (입원하여 항생제를 쓰면서) 경과를 지켜보게 됩니다. 바로 이 과정에서 많은 산모가 고통받습니다. 처음 병원에 왔을 때는 '무조건 임신을 유지하고 싶다'고 말하는 경우가 많지만, 입원 기간 동안 아이의 예후와 초음파를 지속적으로 체크하다 보면 산모 스스로 마음을 내려놓게 되는 것이죠.

누군가는 이렇게 얘기할지도 모르겠습니다. "왜 처음부터 정확하게 이야기해서 유산을 결정하게 하지 않느냐?"라고 말입니다. 그러나 환자의 입장을 생각해 보아야 합니다. 양수인지 질 분비물인지 모르는 상태에서 병원에 갔는데 "양수가 터진 것 같으니 대학병원으로 가세요."라는 말을 듣고 응급실을 통해 대학병원에 입원했습니다. 그리고 그렇게 입원을 했더니 의사가 "양수가 터졌습니다. 아이가 살 가능성은 희박하니 유산을 하시죠."라고 한다면, 그 말을 받아들일 수 있는 산모가 있을까요? 생각지도 못했던 상황이 불과 몇 시간 만에

216

파도치듯 몰려온 상황에서, 냉철하게 상황을 받아들이고 수긍할 수 있는 사람이 있을까요?

양수가 터져 하나도 남지 않아 아이의 생존 가능성이 전혀 없어 보일지라도, 의사인 저는 임산부에게 조금이라도 시간을 주고자 합니다. 그렇게 산모에게 울 수 있는 시간을, 남편으로부터 위로받을 수 있는 시간을, 그리고 배 속 아이를 보내기 위한 마음을 준비할 수 있는 시간을 드리고자 합니다. 그렇게 마음의 준비를 할 수 있는 시간을 가지면, 임산부와 가족들은 유산이라는 결정을 내리게 됩니다.

이런 케이스를 경험해 본 환자들은 다음 임신에서도 양수가 빨리 터지는 것은 아닐까 걱정하곤 합니다. 하지만 결론부터 얘기하자면, 이번 임신에서 양수가 일찍 터졌다 하여 다음 임신에서도 양수가 빨리 터지지는 않습니다.

조금 전 이야기했듯, 양수는 질염과 연관이 높습니다. 그리고 여성에게 있어 질염은 일종의 감기와 같아서, 아무리 조심하려 노력한다 하더라도 잘 막아지지 않는 것이 사실입니다. 그리고 임신을 하게 되면, 자연스럽게 면역력이 떨어지고 몸의 피로도가 높아지므로 질염에 걸릴 위험 역시 다소 높아집니다. 즉, 잘 자고 잘 먹는 일상생활을 통해 예방하는 수밖에 없다는 것이죠. 그러니 양수 터짐으로 유산을 겪었다 하여 다음 임신을 지나치게 걱정하지는 마시길 바랍니다. 그리고 다시 임신하게 되면, '잘 먹고 잘 자는' 생활과 주치의의 진료를 통해 상황에 맞는 알맞은 치료를 받는 것이 중요합니다.

2부
유산

갑자기 아이의 심장이 뛰지 않아요

배 속에서 잘 자라던 아이의 심장이 멈추는 경우는 비교적 흔하게 나타납니다. 20주 차가 지난 뒤 아이의 심장이 멈추는, '자궁 내 태아사망'을 '사산'이라고 하는데요. 보고된 바에 의하면 이 임신 20주 이후의 사산 비율은 1.56%로 알려져 있습니다[*].

비교적 어린 주수에 유산이 되는 경우와 달리 임신 20주 이후에 사산될 경우(특히 만삭에 가까울수록), 이때 임산부를 비롯한 가족들이 느끼는 당혹감은 말로 표현할 수 없을 정도입니다. 곧 만날 것이라 믿어 의심치 않던 아이가 죽었다는 청

---

[*] 박상혜·최형민. 자궁내 태아사망의 모성 및 주산기 위험인자 분석. 대한산부인과학회지. 2008:51:965-73.

천벽력 같은 소식을 듣고, 죽은 아이를 화장해 보내 주고, 그렇게 집으로 돌아갔을 때 아이를 위해 준비해 두었던 배냇저고리와 육아 용품들을 마주했을 때⋯. 그때 찾아오는 고통은 그야말로 숨이 멎는 것과 같은 괴로움일 것입니다. 그렇다면 이 '사산'은 왜 일어나는 것일까요?

사산은 다양한 원인에 의해 복합적으로 일어날 수 있지만, 태반부전(placenta insufficiency)이라는 기전에 의해서도 일어납니다. 태반은 모체와 태아 사이의 공간(maternal fetal interface)으로, 이 태반을 통해 모체와 태아의 혈액에서 산소 및 영양분이 교환되면서 태아 성장이 이루어지게 됩니다. 그런데 태반이 제 기능을 하지 못하게 될 경우, 아이에게 산소 공급이 제대로 이루어지지 않아 결국 아이의 심장이 멎게 되는 것이죠. 즉 태반의 기능을 떨어뜨릴 수 있는 모든 요인이 사산의 원인이 될 수 있는 것입니다.

　태반의 기능을 떨어뜨린다는 것은 곧 '혈액 순환을 원활하지 못하게 할 수 있는 상황'을 의미합니다. '고혈압', '당뇨', '비만'이나 앞 장에서 언급했던 '전신성 홍반성 루푸스(SLE)'나 '항인지질 항체증후군(APS)'과 같은 자가 면역 질환들, 그리고

2부
유산

임신 전부터 콩팥 질환을 앓고 있었던 경우 등이 해당됩니다. 이러한 경우들은 혈액 순환에 영향을 미칠 수 있으므로, 태아의 사산 위험이 높을 수 있습니다.

예를 들어 임신 전부터 당뇨가 있었거나 임신 24주 후에 당뇨를 진단(임신성 당뇨)받아 혈당 조절이 되지 못한다면, 이 고혈당 상태 자체가 태아에게 독성물질이 됩니다. 즉 유리산소기(산화를 일으키는 독성물질)에 의한 사산 가능성이 생기는 것이죠. 또한 혈관염 등을 일으켜 태반 혈류 자체의 기능을 떨어뜨리는 요인들은 사산의 원인이 될 수 있습니다. 이런 경우들은 사산까지는 아니지만, 뱃속 아이가 임신 주수에 비해 지극히 체중이 작거나 양수과소증, 태반조기박리 등이 나타나는 경우도 있습니다. 태반기능부전의 결과로 인한 임상 증상이라고 볼 수 있겠습니다.

그렇다면 사산을 막거나 예방할 수 있는 방법이 있을까요? 사산도 마찬가지로 건강한 부부에게도 나타날 수 있으며, 원인을 알 수 없는 경우도 있습니다. 100% 예방법은 없겠지만, 그나마 우리가 할 수 있는 최선의 노력 중 하나는 바로 '교정 가능한 위험 질환들을 미리 교정하는 것'이라고 할 수 있습니다. 즉 앞서 이야기한 요인들(고혈압, 당뇨, 자가 면역 질환, 콩팥 질환 등)을 임신 전에 엄격히 관리하여 교정해 두는 것이죠. 만약 진료를 통해 주기적인 모니터링과 치료를 받으며 관리함에도 사산의 위험이 증가한다고 판단된다면, 이때는 입원하여 더 자주 태동 검사를 받아보며 관리를 받도록 합니다.

사실 병원에 입원해 있더라도 24시간 내내 태동 검사로 모니터를 하지 않는 한, 분만의 적절한 시기를 알아차리기란 쉽지 않습니다. 때문에 병원에 입원하게 되면, '초음파', '태동 검사' 등을 자주 받으며 아이에게 위험한 증거들이 확인되면 조금 이른 분만을 결정하게 되는데요. 알아 두셔야 할 것은 입원 관찰 역시 경우에 따라 달라질 수 있다는 것입니다.

예를 들어 진료 중 임산부로부터 '당뇨가 조절되지 않는다'거나, '혈압이 조절되지 않았다'거나, 또는 '아이의 몸무게가 3퍼센타일* 미만이다' 등 임산부에게 주의 깊은 관찰이 필요하다고 판단되면 입원이 진행되는데요. 반면에 진료에서 위험 요소가 보이지 않고 별문제 없이 잘 크고 있다면, 사산을 예측하기란 어렵다고 볼 수 있습니다. 또한 입원 후 주의

＊   데이터나 연속적인 값을 100으로 등분했을 때 나오는 값의 하나.

깊은 모니터링을 하더라도, 임신 24~26주 정도의 이른 주수에 '몸무게가 매우 가벼운 아기'들은 분만 이후에도 생존 가능성이 그리 높지 않습니다.

조금이라도 더 사산을 예방코자 한다면, 산모가 태아의 움직임(태동)을 예의 주시해 관찰하는 것이 중요합니다. 엄마가 태동을 느끼는 시기는 보통 임신 18주 전후입니다(두 번째 임신부터는 첫 번째 임신보다 태동을 빨리 느끼게 됩니다). 사실 30주 이전의 이른 주수의 태아의 움직임을 예의 주시하는 일은 쉽지는 않습니다. 왜냐면 태동이 가장 잘 느껴지는 시기는 임신 32~36주 사이이며, 임신 8개월 이후에는 태동이 줄어들기도 합니다. 그러나 태동이 임신 30주 이후부터 시간당 평균 3회 이하(하루 20회 미만)로 2일 이상 지속된다면, 이때는 즉시 병원을 방문해 검사를 받아 보아야 합니다.

다만 태동은 매우 주관적인 느낌이므로, 임산부가 비만이거나 태동을 인지할 수 있는 환경이 아니라면 이를 예의 주시하기란 생각보다 쉽지 않습니다. 그러니 만에 하나 다 키운 아이를 보내야 하는 상황이 되더라도, 엄마의 부주의로 인해 아이가 잘못되었다는 생각은 하지 않으셨으면 합니다. 앞에서도 말했듯, 병원에 입원하여 24시간 내내 모니터링을 하

2장
유산의 원인과 치료

지 않는 이상 적절한 분만 시기를 찾는 것은 생각보다 어려
운 일이니까요.

.

2부
유산

쌍둥이 임신의 사산 리스크

태아가 사산되는 경우 중에는 쌍둥이 중 한 아이만 사산되는 경우가 있습니다. 이럴 경우, 임산부와 가족들은 건강한 다른 아이에게 어떤 영향이 미치지 않을까 걱정하게 되는데요. 쌍둥이의 사산에 대한 영향은 융모막과 양막의 개수에 따라 예후가 다릅니다. 따라서 여기에서는 비교적 많은 '단일융모막 이양막(Monochorionic Diamniotic, MCDA)'과 '이융모막 이양막(Dichorionic Diamniotic, DCDA)'에 대해서만 살펴보도록 하겠습니다.

결과부터 이야기해 보자면, 쌍둥이 중 죽지 않은 태아의 사망 위험은 단일융모막 이양막이 이융모막 이양막보다 수배 더 높습니다.* 한쪽 아기가 사망한 경우 나머지 태아가

---

* 합병증이 없는 단일융모막쌍태아에서의 사산의 증가. Danon et al. Increased stillbirth in uncomplicated monochorionic twin pregnancies: a systematic review and meta-analysis. Obstet Gynecol. 2013 Jun;121(6):1318-1326.

사망할 확률은 단일융모막 쌍태아가 15%로, 이융모막인 경우 3%라고 알려져 있습니다. 또한 나머지 태아가 생존하더라도, 뇌 발달에 영향을 미쳐 신경 발달 이상이 보이는 경우가 생길 수도 있습니다. 이 역시 단일융모막 쌍태아에서는 26%, 이융모막 2%라는 차이를 보입니다.[*]

　이렇게까지 차이가 나는 이유는 뭘까요? 그건 바로 단일융모막 쌍태아는 태반이 하나로, 혈관 자체가 연결되어 있기 때문입니다. 즉 한쪽 아기가 사망하게 되면 사망한 아기 쪽의 혈압이 0이 되면서 생존한 아기의 혈류가 사망한 아기 쪽으로 급격하게 이동하게 되고, 그 영향으로 다른 아이도 사망할 가능성이 생기는 것입니다. 물론 경우에 따라 이동한 혈액량이 많지 않으면 영향을 받지 않을 수도 있습니다. 하지만 혈류 이동의 가능성은 존재하기 때문에 신경학적 이상이 있을 수도 있습니다.

[*]　대한산부인과학회. 《산과학(제6판)》. 제28장 다태임신. p.642

2부
유산

3장

유산 이후를 위한 심리 가이드

받아들이고 충분히 애도하기

임신하여 아기집을 확인하고, 쿵쾅거리는 아이의 심장 소리에 기뻐하고, 초음파 검사를 정기적으로 받으며 꼬물꼬물 움직이기 시작하는 아기의 모습에 신기해하던 그 모든 순간을 유산은 한순간에 앗아갑니다. 유산을 받아들이는 과정은, 당사자인 임산부와 배우자뿐만 아니라 가족들에게 있어서도 매우 고통스러운 과정입니다. 불과 하루 전만 하더라도 아이와 함께할 행복한 시간을 기대하다가 갑자기 유산이라는 말을 듣는다는 것은…, 그 시기가 임신 초기든 막달이든 납득하고 싶지 않은 잔혹한 소식이니 말입니다.

유산을 맞닥뜨리게 되었을 때, 환자들이 보이는 반응은 다양합니다. 의외로 담담하게 받아들이는 분들이 있는가 하

228

면 조용히 눈물을 흘리는 분이 있고, "왜 내게 이런 일이 일어나는 거냐"며 원망 섞인 한탄을 토해내는 분도 있는가 하면 진료실을 나가기 전까지는 꾹 참다가 밖으로 나오자마자 대성통곡을 하며 무너지는 분도 있습니다. 이처럼 반응은 모두 제각각이지만, 이겨내기 힘든 슬픔을 안게 되었다는 사실 자체에는 다름이 없을 것입니다.

이 때문에 유산이라는 과정을 거치고 나면 임산부들은 이루 말할 수 없는 상실감을 안게 되곤 합니다. 아이를 잃었다는 상실감뿐만 아니라, 잔뜩 기대하고 있던 부모님에 대한 죄스러움과 남편에게의 미안함, 그리고 무엇보다 엄마로서 아이에게 소홀했다는 죄책감에 짓눌리는 것이죠. 그 압박이 얼마나 심하면 크게 소리 내어 우는 것조차 하지 못하는 분들도 많습니다.

하지만 중요한 것은, 유산 역시 받아들여야 하는 현실이라는 것입니다. 그리고 이를 받아들이는 임산부들에게는 스스로 마음을 추스르면서도 충분히 슬퍼하고 위로받아야 할 시간이 필요합니다.

충분한 애도의 시간과 위로의 시간을 갖지 못하고 일상으로 돌아가는 것은, 임산부 본인에게는 물론이고 남편과 가족들에게도 좋지 않습니다. 마음을 추스르지 못한다는 것은 곧 마음의 상처를 외면하는 것이 되고, 외면하고 묻어둔 상처는 다음 임신에도 좋지 못한 영향을 미치게 됩니다. 유산이 트라우마로 자리 잡게 되어, 자기 자신도 모르게 임신 자체를 회피하거나 주저하게 될 수 있기 때문입니다.

유산은 절대 스스로의 의지로 조정할 수 있는 일이 아니므로, 그 부분에서 오는 무력감과 상실감은 큰 트라우마가 될 수 있습니다. 그래서 저는 유산을 겪은 분들께 "충분히, 소리 내어 우셔야 합니다."라고 말합니다. 감당할 수 없는 슬픔에 목소리조차 나오지 않더라도, 반드시 소리 내어 울어야 한다고 말이죠. 유산을 겪은 분들은 반드시 가슴 겹겹이 쌓여 있는 슬픔을 모두 쏟아내고 쓸어내야 하기 때문입니다.

슬픔과 고통 속에 있는 스스로를 숨기지 말고 드러내야 합니다. 절대 소리 없이 남몰래, 베개를 물고 눈물을 삼키며 울지 마시길 바랍니다. 마음의 소리에 귀를 기울이며, 어떤 것이 힘든지 소리 내어 외치며, 그렇게 슬픔을 모두 쏟아내어야 합니다. 그래야만 다시 안정을 찾을 수 있습니다.

정말 말로 하지 못하겠다면 일기를 쓰는 것도 좋은 방법입니다. 그 먹먹함과 슬픔을 써 내려가다 보면, 조금씩 '유산'이라는 시간이 분리되어 감을 느낄 수 있기 때문입니다. 그렇게 시간이 흐르다 보면, 어쩔 수 없이 보내야 했던 아이에 대해 한결 편하게 이야기할 수 있는 순간이 찾아올 것이라 믿습니다. 그리고 이 모든 시간 속에는, 남편이 반드시 함께해야 합니다.

유산을 겪은 이를 돌봐 줄 수 있는 사람은 오직 '남편'뿐입니다. 물론 남편 역시 환자들만큼이나 유산이라는 과정을 받아들이며 고통스러웠을 것입니다. 하지만 그럼에도 불구하고, 가장 힘든 사람은 '아내'라는 사실을 잊으시면 안 됩니다.

남편은 유산한 아내의 일상을 보듬어야 합니다. 하루 세 끼 밥은 잘 챙겨 먹는지, 밤잠은 잘 자는지 등 아주 기본적인 일상생활을 잘하는지 지켜봐 주며 돌봐 주어야 합니다. 당연히 직장 생활로 바쁘시겠지만, 꼭 챙겨야 한다고 당부합니다. 시간이 된다면 아내와 함께 여행을 가는 것도 좋고, 여건이 되지 않는다면 저녁 이후 산책하는 시간을 갖는 것도 좋습니다. 필요하다면 정신건강의학과 치료도 권해 주며 함께해 주시기를 바랍니다.

231

그렇게 아내와 함께 시간을 보내며 소리 내어 울 수 있도록 안아주고, 소리 없이 울지 않도록 손을 꼭 잡아 주어야 합니다. 그렇게 남편이 함께해 줄 때, 아내들은 조금이라도 더 빨리 슬픔과 죄책감을 이겨내며 일상을 회복할 수 있을 것입니다.

2부
유산

나의 몸과 삶에 충실하기

"아무것도 하고 싶지 않아요."

"밥도 물도 입에 안 들어가고, 딱히 먹고 싶은 음식도 없어요."

"멍하게 있다가 새벽에 간신히 잠이 들어요."

유산의 과정을 마친 뒤, 첫 외래로 오는 환자들에게 가장 먼저 하는 질문은 "밥 잘 드셨나요?" "잠은 잘 자셨어요?"입니다. 그리고 질문을 하며 환자와 남편의 표정을 살피는데요. 그렇게 부부의 표정을 통해 어느 정도 회복이 되었는지, 얼마나 남편이 잘 돌봐 주고 있는지를 가늠해 볼 수 있습니다.

사실 냉정하게 의사로서 우선적으로 하는 질문은 "질에

출혈은 없으신가요?" "배에 통증은요?" "열은 없으세요?" 등의 의학적 질문들입니다. 하지만 저는 난임·임산부 심리상담 센터를 통해 임신 및 출산 과정의 우울증에 대해 관심과 고민을 갖게 되면서, 짧은 진료 시간 동안 환자의 마음과 정신을 먼저 살필 수 있는 질문을 우선해야겠다고 다짐했습니다.

그래서 저는 환자들에게 몇 가지 질문과 집에 돌아가서 해 볼 몇 가지를 권하는 것으로 진료를 마치곤 하는데요. 이때 제가 주목하는 환자들은 '회복이 더뎌 보이는 환자들'입니다. 이렇게 마음이 쓰이는 분들이 계셔도 진료 시간이 턱없이 부족한 건 사실입니다. 위와 같은 질문에 제대로 답을 하지 못하거나 여전히 깊은 슬픔에서 헤어 나오지 못하는 환자들에게 몸과 일상을 챙기며 삶에 충실해져야 함을 알려드려야 하기 때문입니다.

유산을 겪은 환자들의 회복 속도는 각자의 성향에 따라 다릅니다. 억지로 눈물을 삼키며 밝은 목소리를 내려는 분도 있고, 여전히 고개조차 제대로 들지 못하며 괴로워하는 분도 있고, 다시는 이 병원에 발을 들이고 싶지 않다고 말하시는 분들도 있고, 반면에 생각보다 금방 회복하는 분도 있습니다.

2부
유산

회복이 빠른 케이스의 경우, 아무래도 남편분과 소통이 잘 되거나, 첫 아이가 이미 있거나 직장 생활을 하는 분들인 경우가 많습니다. 아이를 돌보거나 정신없이 일을 하다 보면 피곤함에 수면 패턴도 일찍 회복하게 되는 등 일상의 회복이 빠른 편입니다. 하지만 그렇지 못한 케이스의 경우, 지속적인 상실감과 우울감에 노출되기 쉽습니다. 이런 경우에는 운동이나 취미 생활을 적극 권하며 일상으로의 회복을 최대한 돕고자 합니다.

그리고 이 두 케이스 외에, 약물 치료가 필요할 정도로 심각한 환자라면 정신건강의학과 진료를 권합니다. 또한 이런 분들에게는 "환자 분이 하루에 할 수 있는 최소한의 한 가지 일이 뭘까요"라고 물어보곤 합니다. 예를 들어 세 끼를 먹고 싶어 하지 않는 환자라면 좋아하는 음식을 한 끼라도 먹기를 권하고, 아무 것도 하고 싶어 하지 않는 환자라면 빨래나 청소 등 하루에 어떤 일이든 한 가지 할 수 있는 일을 해 보기를 권합니다. 그리고 이때, 같이 방문한 보호자에게 환자를 지켜보며 도와줄 것을 당부합니다.

그렇게 처음에는 '그냥 살아 내는 것'으로 시작하여, 살아내는 것이 '살아가는 것'으로 변화될 수 있도록 천천히 돕

235

는 것입니다. 그러므로 이런 상황의 환자에게 절대 하지 말아야 할 것은, 다그침이나 비난입니다. "왜 너만 유난이냐?" "다른 사람들은 같은 일을 겪고도 다들 잘만 살아간다." 등 비난 아닌 비난은 환자에게 있어 엄청난 상처가 될 수 있기 때문입니다.

앞선 파트에서도 이야기했듯, 역시나 남편의 역할이 중요합니다. 아침이나 전날 저녁에 아내와 함께 먹고 싶은 음식이나 하고자 하는 일의 목록 등을 적어 보며 하루를 계획해 보는 것이죠. 그렇게 처음에는 천천히, 부담스럽지 않게 환자의 마음을 움직여 회복시켜 주기 위한 접근이 이루어져야 합니다. 특히 현대사회는 과거 대가족과 같은 울타리가 많이 약해졌으므로, 그만큼 마음의 회복이 늦어질 수밖에 없습니다. 그래서 더욱, 남편의 역할이 중요하기도 합니다. 더디더라도 조금씩, 무리가 되지 않는 선에서 천천히 하나씩 할 수 있는 일들을 늘려나가시길 권합니다. 그렇게 살아가다 보면, 분명 이전의 일상을 어느 순간 걷고 있음을 느끼실 수 있을 테니까요.

2부
유산

누구의 탓도 하지 않기

유산의 과정을 겪는 임산부들이 가장 많이 느끼는 감정은 아마도 죄책감과 상실감일 것입니다. 결론부터 말하자면, 유산은 누구의 잘못도 아닙니다. 그저 임신과 출산 중에 생길 수 있는 일련의 과정 중 하나일 뿐입니다. 어쩌면 지금 이 글을 읽고 있는 분 중에는, '당신 일이 아니니 쉽게 말하는 것이다.' 라고 생각하는 분도 있을 것입니다. 밝히건대, 저 역시 여러 차례 유산을 경험한 뒤에 아이를 낳아 키우고 있는 엄마입니다. 그렇게 저는 유산을 경험해 본 엄마이자 산부인과 의사로서, 다음과 같은 말을 드리고자 합니다. 사람의 생명은, 아무리 의학 기술이 발달하더라도 신의 영역임을 부정할 수 없다는 것입니다.

237

유산을 통해 오는 상실감은, 아이의 심장 소리까지 확인한 이후 갑자기 심장이 멈추는 '계류유산'일 경우 더 크게 다가옵니다. 일반적으로 태아의 심장이 잘 뛰기 시작하면 착상 후 어느 정도 안정이 되었음을 예측할 수 있고, 임신 14주를 넘어가게 되면 유산의 위험이 상당히 낮아집니다(따라서 이때부터는 아기의 심장 소리가 가장 중요해집니다). 그렇게 아기의 심장 소리를 확인함으로써 생명에 대한 경외감과 벅찬 기쁨을 맞이했는데 갑자기 심장이 멈추었다는 이야기를 듣게 된다면…. 당연히 그 사실을 받아들이기 힘들 뿐만 아니라 충격 또한 말로 다 할 수 없겠죠.

앞서 이야기했듯, 이 시기에 일어나는 유산의 원인은 염색체 이상인 경우가 많습니다. 즉 환자의 잘못이 아니라는 것입니다. 때문에 저는 환자들에게 유산의 원인에 대해 최대한 자세히 설명하며, "결코 당신의 잘못이 아닙니다. 그리고 이번 유산으로 인해 다음 임신 역시 유산되는 것도 아닙니다."라는 말을 꼭 해드리곤 합니다.

하지만 아무리 위로와 격려의 말을 듣더라도, 임신 주수가 진행된 뒤 유산을 하게 되면 임산부의 죄책감은 커질 수

238

밖에 없습니다. 특히 꼬물꼬물 움직이는 아이를 눈으로 보았거나 태동을 느낀 기간이 상당할수록, 아기를 지켜내지 못했다는 죄책감은 더 크게 다가오곤 합니다. 특히 사산되어 병원을 방문하게 되는 경우, 이미 벌어진 일을 받아들일 수밖에 없는 탓에 환자는 더욱 스스로 자책하게 됩니다. '건강 관리를 잘하지 못한 것 같다는 죄책감', '아이의 태동이 줄어들었음을 자각하지 못했다는 죄책감', '양수가 터졌다는 것을 감지하지 못했다는 죄책감' 등 초음파로 태아의 심장이 멈추었다는 것을 확인하는 그 짧은 순간에 온갖 생각들이 머리와 가슴을 스쳐 지나가는 것이죠.

그러나 앞서 이야기했듯, 유산과 사산은 누구에게나 있을 수 있는 일이고, 대부분 정확한 원인을 알 수 없습니다. 우리가 유산과 사산을 막을 수 있는 최선의 방법은, 교정 가능한 위험 인자를 조절하기 위해 건강 관리에 힘쓰고, 열심히 산전 진찰을 잘 받는 것뿐입니다. (물론 '고혈압', '당뇨', '습관성 유산' 등 많은 위험 인자를 가지고 있는 임산부이더라도 임신 유지가 잘되는 경우도 있습니다)

모든 유산이 고통스러운 일이지만 그중에서도 가장 힘든 케

239

이스를 고른다면, 그건 '아이의 심장이 아직 잘 뛰고 있음에도 유산을 선택할 수밖에 없는 경우'인데요. '이른 주수에 양수가 터진 경우', '이미 분만이 너무 진행된 상태에서 병원에 온 경우', '감염이 심한 경우' 등이 여기에 속합니다.

이때는 정말이지 의사나 부모나 '임신 종결'이라는 결정을 내리기가 너무나 어렵습니다. 부모의 입장에서는 살아있는 아기를 포기한다는 죄책감이, 의사의 입장에서도 살아있는 아기를 포기하라 권해야 한다는 죄책감이 들기 때문일 것입니다. 따라서 이런 경우, 의사는 환자와 가족들에게 충분히 의학적 설명을 하고, 가족들은 의사와 긴 상담을 나누어 결정을 내리게 됩니다. 이른 주수에 이런 변화들이 생겨 어쩔 수 없는 분만으로 이어져 유산되는 경우도 있는데요. 안타깝게도 이 또한 막을 방법이 없습니다. 간혹 임산부나 가족들이 강력하게 임신 유지를 원하여 자궁 수축제를 쓰기도 하지만 (의사로서는 어린 주수에 자궁 수축제 사용을 권하지 않습니다), 그렇다 하더라도 임신 유지가 쉽지 않은 것이 사실입니다.

누누이 이야기했듯, 유산은 그 누구의 잘못도 아닙니다. 감기에 걸렸을 때, 아무리 좋은 약을 써도 폐렴으로 발전해 생명에 지장이 생기는 경우가 있는 것처럼, 유산 역시 그와

240

2부
유산

같은 과정일 수 있다는 사실을 알아주셨으면 좋겠습니다. 물론 생명이기에, 아이를 품고 있었던 시간이 있었기에 그 순간들이 너무 안타까울 수 있습니다. 하지만 우리의 의지로 어떻게 할 수 없는 부분임을 받아들여야만 합니다. 그렇기에 저는 유산을 경험한 모든 분이 마음을 잘 추스르고 회복하시길 간절히 기도합니다. 그래야만 나 자신뿐만 아니라 남편과 가족들의 삶 또한 일상으로 회복할 수 있습니다. 그리고 다시 아이와의 만남도 준비할 수 있습니다.

첫 아이가 있다면 그 아이를 위해서라도, 그리고 또 그다음 아이를 위해서 엄마의 마음은 건강해야 합니다. 엄마의 마음속 트라우마는, 아이들에게 분명 영향을 미치기 때문입니다. 하지만 이 모든 이유를 차치하고, 행복한 나와 건강한 나를 위해 노력하시길 바랍니다. 조금씩, 어제보다 한 뼘 더 편안하고 한 걸음 더 긍정적인 방향으로 나아가고자 힘내 보시길 바랍니다. 같은 엄마로서, 진심 어린 응원을 전합니다.

3장
유산 이후를 위한 심리 가이드

가족과 함께,
서로의 마음 이해하기

유산을 겪은 남편들은 보통 아내 곁에서 담담하게 유산을 받아들입니다. 그리고 아내가 없는 자리에서 조용히 눈물을 흘리기도 하고, 수술장 앞에서 소리 내 우시기도 합니다. 물론 더러는 아내와 함께 손을 잡고 울기도 합니다. 가장 큰 슬픔을 느낄 아내 앞에서는 티 내지 않지만, 남편들이 느끼는 상실감 역시 무시할 수 없을 만큼 크기 때문일 것입니다.

　유산을 겪은 여러 부부를 만나며, 다수의 남편은 '내가 약해지면 아내가 더 힘들겠지.'라는 생각에 감정적으로 무너지지 않으려는 모습을 보인다는 것을 알 수 있었습니다. 이 때문에 아내와 같이 슬퍼하기보다는, 아내 대신 소나무처럼 담담하게 유산을 받아들이려는 자세를 취하시곤 합니다. 그렇게 아이보다 아내의 고통에 눈시울을 붉히는 남편들을 볼 때면, 아내들이 이런 남편의 모습을 보면 좋겠다는 생각을 하곤 합니다. 그리고 또 한편으로는, '담담하게 받아들이는 남편'이 아니라 '함께 슬퍼하고 울어 주는 남편'이 아내에게는 더 필요하지 않을까 하는 생각도 합니다.

앞서 이야기했듯, 유산을 겪은 임산부에게는 충분히 슬퍼할 시간이 필요합니다. 따라서 이를 덮어 두기보다는, 부부가 서로 진솔한 대화를 나누며 감정의 소통을 이루는 것이 부부 관계에 있어 더 좋은 방법이 될 수 있습니다. 그래서 저는 유산 후 다시 첫 외래를 오는 임산부들에게 남편이 많이 울었다는 사실을 꼭 알려 줍니다. 그러면 정말 많은 아내가 그 얘기에 눈시울을 붉힙니다. 이 아픔의 시간을 남편 역시 같이 공유하고 있음을, 자신이 혼자가 아님을 느끼기 때문일 것입니다. 간혹, 아내 앞에서 슬픔에 약해지는 모습을 보이는 것을 부끄러워하는 경향이 있는 분들도 있어서, 의사로서 이렇게나마 소통의 다리를 놓아드리곤 합니다.

과거처럼 유산의 원인을 임산부에게서만 찾는 몰지각한 분들이 많이 줄었다곤 하지만, 의사로 일하다 보면 여전히 그

책임을 아내에게만 묻는 사람들을 만나는 경우가 생기곤 합니다. 남편들이 명심해야 할 것은, 그 모든 말이 결국 아내에게는 마음의 상처로 남게 된다는 것입니다. 이렇게 생긴 상처는 절대 지워지지 않고 평생 가슴에 남게 되고, 어느 순간 가족 간의 유대를 끊어버리는 원흉이 될지도 모릅니다. 무엇보다 (당장 멀리 볼 필요도 없이) 아내에게 다음 임신 자체에 대한 부감과 거부감을 갖게 만들 수 있습니다. 그러니 유산한 아내에게 남편이 해야 할 첫 마디는 "괜찮아."라는 말임을 명심하시기를 바랍니다. "괜찮아, 지금은 당신의 건강이 더 중요해. 걱정하지 말고 너무 상심하지 말자."라는 첫 마디야말로 아내들에게 가장 필요하고 위로가 될 수 있는 말임을 잊지 마시기를 바랍니다.

물론 문제는 생길 수 있습니다. '긴 병에 효자 없다'라는 말이 있듯 한 달, 두 달, 세 달을 넘어 몇 달에 걸친 아내의 우울한 넋두리를 받아 주다 보면 남편 역시 감정을 다스리기 힘들어질 수 있습니다. 종일 힘들게 일하고 집에 돌아왔는데, 몇 달째 우울과 상실감을 극복하지 못하는 아내를 보면 감정의 소용돌이에 휩싸일 수도 있을 것입니다. 하지만 그럼에도 불구하고 아내의 말에 귀 기울여 주며 다독거리는 남편들

2부
유산

이 있습니다. 그리고 반대로 본인 입장에 취해 이기적으로 변해버리는 남편도 있습니다. "왜 바뀌지 않는 상황을 계속 말하면서 힘들어하냐?" "너만 힘든 줄 알아? 너무 유난인 거 아니야?"와 같은 말을 아내에게 내뱉는 것이죠. 단언컨대, 이런 식의 표현은 돌아올 수 없는 강을 건너는 말이라는 사실을 명심하시기를 바랍니다.

아내를 돌보며 힘들 남편의 입장을 이해하지 못하는 것은 아닙니다. 하지만 이런 말은 절대로 좋은 답이 될 수 없습니다. 차라리 아내에게 친정에서 잠시 시간을 보내도록 해주는 것이 낫습니다. 사람의 성향에 따라 상처의 깊이와 치유의 시간이 다를 수 있다는 것을 이해해야 합니다. 그렇게 이해와 사랑으로 아내의 회복을 도우며 기다려 주어야 합니다. 결국 아내들이 의지할 수 있는 사람은 남편뿐이라는 사실을 잊지 마시기를 바랍니다. 그러니 가장 힘들고 아픈 사람은 아내라는 점을 명심하며, '남의 편'이 되는 우를 범하지 마시길 당부합니다. 간단히 예를 들어 보자면, 만약 시어머니의 성향이 아내에게 상처를 줄 가능성이 있다면 유산이나 사산의 소식을 전할 때 아내 없이 방문해 이야기를 전하는 것은 어떨까요? 전적으로 아내의 편에서 생각하며, 아내를 우선으로 여

245

3장
유산 이후를 위한 심리 가이드

겨 주며 배려하는 마음이 필요한 시기이니 가족의 성향에 맞게 접근해 보시길 권해드립니다.

지금 이 순간은 힘들지라도, 상처를 함께 나누고 극복하는 과정을 통해 가족의 울타리가 더욱 굳건해지는 것을 느끼게 될 날이 반드시 옵니다. 그러니 유산의 아픔을 겪고 있을 임산부들이 적지 않다는 것을, 나와 같은 과정을 거치는 사람들은 수없이 많다는 것을 이해하시기를 바랍니다. 그렇게 아내에게 울고 싶으면 함께 울고, 웃고 싶으면 함께 웃을 수 있는 남편이 되어, 헤아릴 수 없는 그 슬픔을 건강한 소통으로 회복하는 부부가 되시기를 바랍니다.

2부
유산

유산에 대한
사회적 공감대 형성을 위하여

난임 시술을 받는 분들은 주변에 알리는 것을 꺼립니다. 왜일까요? 한국보건사회연구원의 <난임 시술을 받은 남성의 심리·사회적 어려움> 보고서를 살펴보면, '아이를 갖지 않은 부모에 대한 사회적 편견으로 인한 스트레스', '난임 시술에 대한 동정적 시선으로 위축되었던 경험들', '난임 시술을 받는 과정에서 직장 근무를 조정하는 것에 대한 어려움' 등이 그 이유이지 않을까 추측해 볼 수 있습니다.[*] 난임 시술을 받는 여성의 경우, 반복적인 난임 시술과 유산으로 심리적 고통을 받는 것으로 많이 알려져 있는데요. 최근에는 남편 역시 심

[*]   문은미·김민아. 보건사회연구. Vol.43, No.4, pp.138-157, 2023.

3장
유산 이후를 위한 심리 가이드

리적인 고통을 받는 것으로 알려졌습니다. 이에 따라, 남편의 심리 지원에 대한 정책적 고민도 많이 이루어지고 있습니다.

그렇다면 남편들은 어떤 심리적 고통을 받고 있을까요? 난임·임산부 심리상담센터에서 진행한 상담 내용을 들여다보면, '아내에게 시험관아기시술을 받게 한 것'에 대한 죄책감과 '시술 자체에 대한 우울과 불안 및 스트레스', '사랑에 근간을 둔 부부 잠자리가 아닌 동물적 난임 시술에 대한 스트레스'가 있음을 확인할 수 있습니다. 이뿐만 아니라 직장과 관련해서도 심리적 스트레스를 크게 받고 있었습니다. 예를 들어, 보통 시험관아기시술 일정은 시술일 직전에 결정됩니다. 이 때문에 휴가 일정을 회사에 미리 알리기가 쉽지 않지요. 따라서 직장 내 중요 업무와 시술 일정이 겹칠 경우, 휴가를 내는 데 어려움을 겪는 일이 생기곤 하는 것이죠.

직장에 대한 고민은 아내에게도 큰 문제입니다. 앞서 소개한 국민건강보험공단 자료(2916~2021)에 의하면 유산을 경험한 여성 10명 중 6명은 직장인이었습니다. 그리고 직장 여성(국민건강보험 직장가입자 기준)의 유산율은 1.03%로, 여성 피부양자(비취업 포함) 유산율인 0.53%보다 2배가량 높았습니다. 문제는 유산이 아직도 '개인의 탓'이라는 사회적 편견으로 인해, 업무상 질병에 포함(2018년 12월 개정, 산업재해보상보험법 시행령*)된 지 6년이 다 되어 감에도 사실상 산재로 인정되지 못하고 있다는 것입니다.

'만혼', '고령 임신 증가', '여성의 경제 활동 참여 증가' 등으로 인해 유산·사산의 위험은 물론 난임 시술 대상자도 지속적으로 증가하는 추세입니다. 이에 '저출산 극복 대응 방안'의 일환으로 난임 시술 지원이 전 국가적으로 확대되고 있지요. 그런데도 여전히 난임 휴가를 사용하거나 난임 시술 대상자임을 공개하는 것은 꺼려지고 있습니다. 시간의 흐름과 달리 여전히 제자리걸음인 사회적 분위기는 난임 부부들을 사회적으로 더 위축시킵니다. 이는 조금 전 언급한 '유산을 개인의 탓으로 돌리며 산재로 인정하지 않는' 사회적 분위기와 더불어, 임신 및 출산과 일을 병행할 수 있는 사회경제적 환경 조성을 저해하는 요인이 될 수 있을 것입니다.

아이의 건강과 행복을 지켜 줄 수 있는 것은 엄마와 아빠의

※ 　근로자가 「근로기준법 시행령」 제44조제1항 및 같은 법 시행령 별표 5의 업무상 질병의 범위에 속하는 질병에 걸린 경우(임신 중인 근로자가 유산·사산 또는 조산한 경우를 포함한다. 이하 이 조에서 같다) 다음 각 호의 요건 모두에 해당하면 법 제37조 제1항 제2호 가목에 따른 업무상 질병으로 봄.

249

3장
유산 이후를 위한 심리 가이드

건강입니다. 이를 위해서는 직장 내에서도 편안하게 난임 시술을 받을 수 있는 환경을 조성하고, 유산이 되더라도 사회적 편견으로 심리적 고통이 배가 되지 않게 위로하는 따뜻한 시선이 필요합니다. 바닥으로 떨어지고 있는 한국의 저출산 위기를 감안한다면, 난임·임신과 출산의 경제적 지원이 늘어나는 속도에 맞춰 성숙한 시선과 배려가 함께 발맞춰 성장해야 합니다. 당사자가 가장 힘들 난임 시술과 반복되는 유산의 과정에서, 그 고통을 위로해 주지는 못할망정 소금을 뿌리는 언행은 하지 않아야 하지 않을까요.

난임과 유산을 겪는 이들에게 토닥토닥 감싸주는 시선과 응원, 그리고 따뜻한 지지가 어느 때보다 필요한 시기입니다. 그렇게 사회적 공감대를 바탕으로 하는 인식 개선을 통해, 수많은 엄마, 아빠들의 마음과 새로이 태어날 아이들의 행복을 지켜줄 수 있는 사회가 되어야 한다고 생각합니다.

난임, 그리고 유산은 누구에게나 찾아올 수 있습니다. 그러니 많은 사람이 같은 이유로 힘들어하고 있음을 잊지 마세요. 혼자 힘들어하지 마세요. 조금만 눈을 돌려보면 도움을 받을 수 있는 곳들(정신건강복지센터, 난임·임산부 심리상담센터 등)이 있으니

2부
유산

꼭 손을 내미세요. 우리는 언제 어디서나 당신을 응원하고 지지하고 있음을 기억하시기를 바랍니다.

3장
유산 이후를 위한 심리 가이드

난임, 유산 부부를 위한
소통의 힘

진료 현장에서 부모가 되길 간절히 원하는 예비 엄마, 아빠들을 보고 있노라면, 안타까움을 넘어 너무나 힘이 빠질 때가 있습니다. 경제적 의료지원의 확대로 난임 시술을 받을 기회는 늘어나고 있지만, 그 과정에서의 간절함과 불안이 지속되다 보니 부부 사이는 어느새 피폐해지는 경우가 종종 있기 때문입니다.

반복적인 시술과 반복적인 유산, 정서 교감을 통한 부부간 잠자리의 부족은 남편에게 '나는 아이를 갖기 위한 생물학적 도구인가?'라는 생각을 들게 하는 계기가 되기도 합니다. 이는 아내와 남편 사이의 소통 부재에서 오는 현상으로, 심각해지면 한 가정을 이혼에 이르게도 만드는 중대한 사안입니

252

다. 그야말로 주객이 전도되었다고 봐도 과언이 아닌 상황에 이르게 되는 것이죠. 상황이 이러하다 보니 그토록 기다리던 임신이 찾아와 무사히 출산하게 되더라도, 정작 남편과의 관계가 회복되지 않아 건강한 가족이 유지되지 않는 경우도 종종 생깁니다.

누군가는 이렇게 말할지도 모르겠습니다. '지금 당장 임신이 되지 않아 힘든데요?', '유산이 되어 죽을 것 같은데 임신 이후를 걱정하라고요?'라고 말이죠. 하지만 당장 너무 힘들더라도, 꼭 기억해야 하는 것이 있습니다. 아무리 난임 시술과 유산이라는 과정에서 힘든 시간을 보내고 있더라도, 남편과 아내가 서로의 목소리에 귀 기울이지 않는다면 그 가족은 건강하게 유지되기가 힘들다는 걸 많이 봐왔습니다.

간절함이 결국에는 서로를 힘들게 만들고 가족의 존재 자체를 위협하게 된다면, 국가적인 경제적 지원이 과연 효과적이라고 말할 수 있을까요? 이렇게 태어난 우리의 아이가 건강하고 행복하게 잘 자랄 수 있을까요? 아이가 정서적으로 안정되고 건강하게 자랄 수 있는, '가족'이라는 이름의 울타리가 제대로 유지되기 위해서 우리는 어떤 상황에서든 서로 소

나가며
난임, 유산 부부를 위한 소통의 힘

통하며, 서로가 무엇을 원하는지 들여다볼 줄 아는 성숙한 눈을 가져야 한다고 생각합니다. 그것이 부부 사이라면 더더욱 그렇습니다. 한 가지 다행인 것은, 정부에서도 경제적 지원을 넘어서서 난임 부부와 유산·사산모들의 심리적 고통에도 관심을 가지고 여러 정책들을 지원하고 있다는 것입니다. 만약 서로 간의 소통이 너무 어렵다면, 기관의 부부 소통 프로그램을 통해 도움을 받아보세요.

하지만, 거창한 계획이 아니더라도, 오늘 저녁이나 주말에 가벼운 산책부터 시작해 보는 것은 어떨까요? 그렇게 부부가 소통의 시간을 가지며, 서로를 좀 더 배려하고 이해하며 두터워지기 위해 조금씩 조금씩 노력한다면, 마음에도 안정이 찾아올 것이라고 믿습니다. 또한, 이렇게 부부에게 진정한 마음의 안정이 있을 때, 임신 역시 잘 유지될 수 있다고 저는 믿습니다. 아이를 만나기 위한 과정에서 당신은 이미 많은 것을 배우고 성장했습니다. 인내와 회복력, 깊은 감정의 바다를 헤엄치는 법을 알게 되었습니다. 이러한 경험들은 어떤 형태로든 부모가 될 때 더 큰 지혜와 감사함으로 그 역할을 더 잘 해낼 수 있는 든든한 마음가짐이 될 것입니다.

부모가 되기를 간절히 바라는 모든 분들에게
건강한 마음과 행복한 가정이 이루어질 수 있기를
모두의 기도를 더하여 진심으로 응원합니다.

나가며
난임, 유산 부부를 위한 소통의 힘

난임과 유산을 경험한 사람을 위한 책

초판 1쇄 발행 2025년 4월 2일

지은이   최범채 김희선
펴낸이   박영미
펴낸곳   포르체

책임편집   유나
마케팅   정은주 민재영
디자인   황규성

출판신고   2020년 7월 20일 제2020-000103호
전화   02-6083-0128
팩스   02-6008-0126
이메일   porchetogo@gmail.com
인스타그램   porche_book

ⓒ 최범채 김희선(저작권자와 맺은 특약에 따라 검인을 생략합니다.)
ISBN 979-11-94634-14-0 (03510)

여러분의 소중한 원고를 보내주세요.
porchetogo@gmail.com